COVID-19 E O VÍRUS QUE ABALOU O MUNDO

MIRIAM CALLEJA

Tradução:
RACHEL CARPINETTI

OPPIAN

SUMÁRIO

Publicado por Oppian Press
Helsinki, Finland

Tradução: Rachel Carpinetti

ISBN 978-951-877-139-8

INTRODUÇÃO AOS VÍRUS

Vírus são os seres orgânicos mais abundantes no planeta. Eles estão presentes em todo o lugar do nosso ambiente, bem como dentro de nós. Entretanto, eles não realizam todas as funções consideradas vitais para uma entidade biológica ser considerada um ser vivo. Os vírus não possuem uma estrutura celular e não apresentam a maioria dos componentes presentes em células. Eles não são capazes de produzir a própria energia ou reproduzirem-se fora de uma célula hospedeira. Uma vez que o vírus invade uma célula hospedeira, ele tem a habilidade de usar a estrutura celular para fazer cópias de si mesmo. Ele depende da célula hospedeira para energia e organelas necessárias para isso acontecer. Um vírus não é capaz de se autossustentar.

Os vírus são majoritariamente compostos de ácido nucleico, um envoltório proteico, e às vezes uma cápsula viral rica em lipídeos. A estrutura de ácido nucleico pode ser DNA ou RNA, mas nunca ambas. Os vírus podem conter outras proteínas em sua estrutura como, por exemplo, enzimas.

Vírus podem ser considerados parasitas, uma vez que usam hospedeiros sejam eles plantas, aves, insetos ou mamíferos (inclusive humanos) a fim de replicarem-se e assegurarem a continuidade de sua existência. A única forma de replicação é por meio de uma célula hospedeira e, portanto, prosperam pela infecção. Apesar do fato de que não são vivos, eles possuem a capacidade de afetar o comportamento de seus hospedeiros. Sendo assim, os vírus nem sempre são prejudiciais a seus hospedeiros e podem sobreviver nas células em um estado dormente, ou com uma baixa taxa de replicação, aparentemente indetectável pelo sistema imune.

Os vírus são, e sempre foram, um fator importante na transferência de genes entre diferentes espécies, e assim no aumento da diversidade genética. Uma teoria sugere que o surgimento dos núcleos nos seres vivos do planeta podem ter se dado por conta de um persistente DNA viral.

Procariontes, como bactérias, são organismos cujas células possuem organelas que não são ligadas a membranas proteicas. Essas células pequenas, geralmente microscópicas e relativamente simples, são envoltas por uma membrana e uma parede celular contendo uma fita de DNA circular. Os núcleos são uma parte das células que diferenciam eucariontes de procariontes. As células eucarióticas são mais complexas por conta de suas organelas especializadas e, geralmente, apresentam-se em seres pluricelulares. Nos eucariontes, o DNA é linear e encontrado dentro do núcleo. O consenso geral é de que eucariontes evoluíram de procariontes, possivelmente por meio das ações de um tipo de vírus denominado retrovírus. Há evidências apoiando essa teoria, mas os processos exatos envolvidos nesse processo são desconhecidos.

Os vírus são as partículas microscópicas responsáveis por algumas das mais agressivas doenças como influenza, varíola, Ebola e raiva. Devido à sua constante natureza de mutação, eles têm sido difíceis de categorizar e entender.

O QUE SÃO OS CORONAVÍRUS

Os coronavírus (CoVs) são uma ampla família viral que infecta humanos, animais e aves. Em animais e humanos, causam infecções respiratórias e intestinais. As doenças respiratórias podem variar de um resfriado comum a mais severas e agudas doenças respiratórias.

Coronavírus foram nomeados pela sua aparência, por "corona" significar "coroa" ou "auréola" em latim. Estes vírus possuem uma característica forma esférica com protuberâncias semelhantes a coroas de espigas em sua superfície, e medem cerca de 100 a 160nm de diâmetro.

O material genético de cada coronavírus é formado por fitas simples de RNA positivo (ou (+)ssRNA). Isso significa que o genoma de RNA de sentido positivo dos vírus podem usar os ribossomos da célula hospedeira para traduzir diretamente o RNA em proteínas. Ribossomos estão presentes em todas as células vivas. Eles atuam como um local de síntese de proteínas ligando aminoácidos na ordem determinada pelo RNA mensageiro. Cada vírus têm seu genoma formado por uma fita simples de RNA de sentido positivo que interage com as nucleoproteínas, medindo 27 a 32kb.

Eles são grandes se comparados com outros vírus e também possuem o maior genoma em comparação com todos os outros vírus RNA. Este genoma de RNA é encontrado em um nucleocapsídeo helicoidal e cercada por outra estrutura proteica denominada envelope. Três proteínas diferentes estão incorporadas no envelope viral: a proteína que está associada com a membrana (M); a proteína do envelope (E); e a proteína espicular (S). As proteínas M e E são responsáveis por estruturar o vírus. A proteína S controla a infiltração do vírus nas células hospedeiras.

Os coronavírus que afetam humanos pertencem à família *Coronaviridae*, na subfamília *Coronavirinae*. Existem quatro subdivisões principais dos coronavírus que afetam humanos – alfa, beta, gama e delta. Dentre estes gêneros inclusos na subfamília, *Alphacoronavirus* e *Betacoronavirus* são os de maior interesse aos virologistas clínicos. Alguns desses vírus foram identificados e descritos pela primeira vez na década de 1960, e até os dias atuais já são conhecidos sete tipos de coronavírus que podem afetar a população humana. Quatro desses sete coronavírus afetam comumente as pessoas ao redor do mundo.

Os relativamente novos (ou "atuais") coronavírus que têm infectado pessoas são MERS-CoV, SARS-CoV e SARS-CoV-2 (que causa COVID-19). Até o surgimento da Síndrome Respiratória Aguda Grave (SARS, sigla em inglês) em 2002, os coronavírus eram considerados como patógenos fracos para seres humanos. Até então, eles eram apenas associados a gripes comuns ou sintomas respiratórios brandos, afetando pessoas imunodeficientes e raramente exibindo infecções severas em idosos ou crianças.

Coronavírus são zoonóticos, o que significa que eles podem ser transmitidos entre animais e humanos. Até o Século XIX, coronavírus não eram considerados altamente patogênicos em seres humanos. Quando o surto de doença respiratória aguda grave (SARS) aconteceu em 2002 e 2003 na província de Guangdong, na China, as primeiras infecções severas foram observadas. Antes disso, apenas infecções brandas haviam sido observadas, e essas ocorriam majoritariamente em pacientes com sistema imune comprometido. Foi, então, a SARS que colocou os coronavírus no holofote e evidenciou a necessidade de especialistas continuarem estudando essa família de vírus.

Dez anos depois do surto de SARS, outro coronavírus altamente patogênico foi identificado, e este era o coronavírus da Síndrome Respiratória do Oriente Médio (MERS-CoV, sigla em inglês).

Tanto a SARS quanto MERS foram estudadas extensivamente e isso levou a um melhor entendimento da origem, composição e comportamento dos coronavírus. Com base nos atuais dados de sequenciamento adquiridos desse e de outros tipos de coronavírus, foi estabelecido que todos os coronavírus que afetam humanos possuem origem em animais.

ZOONOSES

A palavra "zoonose" deriva dos termos gregos para ζῷον *zoon* "animal" e νόσος *nosos* "doença".

Zoonose é um tipo de doença infecciosa transmitida de um animal ou inseto para um ser humano. Essas podem ser virais, bacterianas, fúngicas ou parasitárias. Elas não necessariamente infectam o animal. Às vezes, mais de um tipo de animal pode estar envolvido na transmissão, então um animal é o transmissor intermediário do microorganismo zoonótico entre outro animal e um humano.

As doenças zoonóticas são comuns em todo o mundo. Estima-se que cerca de 60% de doenças infecciosas conhecidas em pessoas podem ser disseminadas por animais e três quartos de doenças novas e emergentes em humanos originam de animais. Zoonoses podem ser de dois tipos: diretas ou indiretas. Apesar de a maioria das doenças infecciosas serem originais de animais não-humanos, apenas doenças que consistentemente envolvem transmissão não-humano para humano podem ser consideradas zoonoses diretas.

Nas zoonoses diretas, a doença é transmitida diretamente do animal para um humano por meios aéreos, ou por saliva, ou mordidas.

As zoonoses diretas podem ocorrer de diversas formas por conta da relação próxima de pessoas e alguns animais. Essas incluem:

- Contato direto

Entrar em contato com fluidos corporais ou excrementos, como sangue, saliva, muco, fezes e urina. É possível também incluir carinhos e toques em animais, ou qualquer interação que leve o animal a arranhar ou morder.

- Contato indireto

Estar em áreas e tocar áreas onde animais vivem ou andam, bem como objetos que foram contaminados por vírus, bactérias, fungos ou parasitas como, por exemplo, celeiros, potes de ração ou água, galinheiros, plantas e o solo.

- Vetores

Ser picado por carrapatos ou pulgas, ou outros insetos como mosquitos.

- Alimentos

Comer ou beber algo contaminado como leite não-pasteurizado ou queijo feito com leite desse tipo. Outros alimentos que entraram em contato com fezes e não foram lavados corretamente como frutas e vegetais crus podem também ser fonte para uma doença zoonótica. Carnes mal-passadas ou outros alimentos contaminados como ovos que vieram de galinhas infectadas podem também causar infecção.

- Água

Entrar em contato ou beber água contaminada com fezes de um animal infectado pode também ser a fonte de uma doença zoonótica.

As doenças zoonóticas podem ter uma natureza global, ou podem estar limitadas a certas partes do mundo. Entretanto, como as taxas de viagens internacionais aumentam, os mercados são globalizados e humanos invadindo o habitat natural dos animais, os números e alcance de doenças zoonóticas tendem a aumentar. Há também diversos coronavírus conhecidos circulando entre animais que não foram ainda transmitidos para humanos.

Quando um novo coronavírus atinge um hospedeiro humano e pode então ser transmitido de humano para humano, causa problemas devido à sua natureza desconhecida. Como não haviam sido expostos a esse vírus antes, eles não podem ser protegidos por seu sistema imune e vacinas contra a doença ainda não estão disponíveis. As mutações então podem rapidamente levar a surtos, epidemias e, eventualmente, pandemias. Foi isso que aconteceu com os anteriores surtos de SARS e MERS.

Além de serem um problema de saúde pública, zoonoses também podem apresentar obstáculos para a produção eficiente de alimentos de origem animal para consumo humano e também no comércio internacional de produtos de origem animal.

COMO ACONTECEM AS ZOONOSES?

Apesar de acontecer raramente, os vírus que geralmente afetam apenas algumas espécies animais podem sofrer mutações que criam novas linhagens que podem infectar hospedeiros humanos. Alguns exemplos disso são: antraz, peste, doença de Lyme, raiva, tifo e o vírus do Nilo Ocidental. Nem todas as mutações são "ruins" ou levam a zoonoses a ou transmissão interespecífica. Os vírus do tipo RNA são menos estáveis em suas replicações e por isso "erros" na replicação de RNA é mais comum do que nos tipo DNA.

Diversos fatores essenciais foram observados que contribuem para a transmissão dos vírus zoonóticos para uma gama de vetores animais diferentes taxonomicamente que podem contribuir para a infecção de humanos e consequente transmissão humano-humano. Também foi observado que animais silvestres são mais prováveis de facilitar essa transferência em comparação com animais domésticos. Entretanto, foi observado que animais domésticos possuem um papel importante na transmissão interespecífica.

Historicamente, são aqueles com exposição ocupacional a animais que têm sido mais afetados pela maior transmissão de vírus zoonóticos, como caçadores, veterinários, pesquisadores, laboratoristas e trabalhadores de zoológicos ou santuários. Hospedeiros roedores geralmente implicavam a transmissão de zoonoses por contato indireto com e ao redor de humanos.

A situação começa a mudar conforme humanos invadem os habitats de animais silvestres. Além disso, certas circunstâncias como *wet markets* para animais criam situações não naturais onde animais que não se misturariam na natureza ficam presos e passam por situações estressantes, antes de serem vendidos ou mortos no mesmo espaço. Animais que são presos em ambientes pequenos e sujos ficam obviamente estressados e uma baixa imunidade causada pelo estresse os tornam suscetíveis a doenças. Isso cria uma oportunidade favorável para um vírus ser transmitido de uma espécie para outra por meio do contato entre animais, contato com sangue ou fezes, compartilhamento de alimentos, ou por meio de vetores como mosquitos ou pulgas.

Pensamos que o vírus possui um objetivo – passar de hospedeiro a hospedeiro para que a continuidade de sua existência seja assegurada. Para esse fim, adquirir a capacidade de transmissão humano-humano é uma característica desejável. Outra qualidade desejável é ter flexibilidade de hospedeiros, para que seja capaz de sobreviver e replicar-se em um grande número de hospedeiros de diferentes ordens taxonômicas.

A aparição repentina de um agente com essas características pode causar uma rápida epidemia se o agente é particularmente virulento, como foi com o caso da HIV e a epidemia de AIDS.

Doenças que foram erradicadas, como a varíola, são

tipicamente doenças não zoonóticas. E, portanto, não possuem um reservatório animal. Este reservatório animal é o que pode levar a surtos recorrentes de uma doença e é o que torna essas doenças tão imprevisíveis e difíceis de evitar ou manejar.

É O NOVO CORONAVÍRUS UM DE MUITOS POR VIR?

A virosfera é definida como uma rede de locais onde os vírus podem ser encontrados no planeta. Apesar de serem considerados principalmente como agentes infectantes, os vírus possuem um papel no mundo, e muitas funções dentro e fora do corpo humano dependem deles. Eles possuem um papel no nosso sistema imune e nos ecossistemas terrestres e aquáticos, eles podem regular o clima e afetar a evolução de todas as espécies.

Quando o vírus que causa o COVID-19, que conhecemos por SARS-CoV-2, foi descoberto, ele veio à frente de nossa atenção. Entretanto, os cientistas há muito tempo conhecem, têm discutido e escrito sobre os milhões, talvez trilhões de espécies de vírus ainda por serem identificados – e esperamos que não da mesma maneira como este último foi.

Cientistas recentemente passaram a utilizar Inteligência Artificial (IA) em suas pesquisas para a identificação de genes virais de amostras de água, lama, sangue, solo, água do mar e outros materiais. Atualmente estão na fase em que a descoberta de uma diversidade de novos vírus está crescendo exponencialmente, mas a descrição dos novos vírus é um trabalho custoso e demorado.

Tomando SARS-CoV-2 como um exemplo: primeiro foi isolado e examinado – foi observado que ele possui a distintiva coroa de proteínas típica dos coronavírus. Isso foi seguido por um sequenciamento genético conduzido por virologistas a fim de tentar determinar mais de suas propriedades. Quando foi determinado que é geneticamente similar ao vírus que causa SARS, conhecido como SARS-CoV, o novo vírus foi classificado como coronavírus e nomeado SARS-CoV-2.

A dificuldade em determinar classes e reinos dos vírus é que eles têm a tendência a compartilhar genes com outras espécies, dificultando a seleta de grupos. Sua existência é dinâmica e esse compartilhamento pode às vezes torná-los difíceis de combater.

Enquanto foi dada prioridade ao vírus, existem centenas de milhares mais esperando para serem nomeados e classificados, e muitos mais esperando para serem identificados. Um grande número de vírus que infectam animais, plantas, fungos e protozoários talvez nunca infectem a espécie humana. Mesmo assim, aprender sobre os diversos vírus e seus mecanismos de ação talvez seja a chave para uma melhor compreensão dessa virosfera, e pode levar os especialistas a desenvolver novas formas de combater aqueles que se tornam uma ameaça.

COMO OS CORONAVÍRUS SE ESPALHAM?

O número básico de reprodução – conhecido como R_0 – é o número projetado de infecções secundárias resultadas de um único indivíduo durante o período contagioso, assumindo que a população à qual ele tem contato é suscetível à doença em particular. É um parâmetro fundamental para o estudo de epidemologia e para o entendimento da dinâmica de um patógeno no hospedeiro. R_0 é usado para compreender e prever como uma infecção irá se espalhar em uma população.

Se o paciente número 1 foi infectado com COVID-19 e está levando a vida naturalmente, a estimativa é de que ele pode infectar 2 a 3 pessoas; esse é o R_0 do COVID-19. Se essas três pessoas infectadas fizerem o mesmo, nove pessoas podem ser infectadas. Quando essas nove pessoas interagirem normalmente na sociedade, podem infectar três pessoas cada, rapidamente subindo o número de infectados para 27.

Esse é um crescimento exponencial. Entretanto, se for praticado o distanciamento social, a disseminação será muito mais demorada. Isso é especialmente importante considerando que a infecção por COVID-19 pode demorar até 14 dias para mostrar sintomas, e em alguns casos esses sintomas serão muito brandos ou até inexistentes. Pessoas infectadas podem espalhar o vírus durante todo o período da infecção.

A infecção vai aumentar se o paciente 1 tossir ou espirrar nas proximidades de outras pessoas e essas inspirarem as gotículas, ou se ele liberar essas gotículas em superfícies que as pessoas tocam. Assim que superfícies infectadas são tocadas, essas novas pessoas não são automaticamente infectadas. A infecção vai acontecer se elas tocarem o rosto e, principalmente, suas membranas mucosas sem antes lavarem bem as mãos. Infecções também podem acontecer se eles levarem algum objeto contendo essas gotículas para casa e o objeto então for tocado por outro morador da casa que por sua vez pode tocar o próprio rosto. SARS-CoV-2 pode sobreviver por um tempo limitado em certas superfícies, com o tempo variando dependendo do material da superfície em questão.

Usando o exemplo acima, se apenas uma das primeiras três pessoas infectadas praticar o distanciamento social e a devida higiene pessoal já será possível observar diferença, visto que o número esperado de pacientes infectados será 6 ao invés de 9, depois 18 ao invés de 27. Dessa forma, fica claro que quanto mais pessoas praticarem o distanciamento social, menos provável será de a infecção se espalhar.

A comparação com a influenza não é justa, uma vez que há meios de se proteger de influenza com uma vacina anual. Assim, presume-se que nem todos os encontros trazem o potencial de um contágio. Além disso, sabemos mais sobre a progressão de uma doença gripal e temos um número estabelecido de opções de tratamento de forma a evitar a progressão da doença para um estado grave. Embora milhares de pessoas em todo o mundo morram de gripe todos os anos, somos capazes de impedir que muitas outras morram. Por outro lado, ainda não existe vacina, imunidade de rebanho, tratamento ou cura estabelecida contra o COVID-19. Essa comparação deve ser feita apenas para entender os conceitos que estão em jogo nessa situação.

Quando comparamos influenza ao COVID-19, é possível observar que a influenza possui um R_0 de 1, o que significa que cada paciente infectado vai passar a influenza para apenas uma outra pessoa. Se um desses pacientes praticar o distanciamento social desde o começo, a transmissão vai então parar naquele paciente e, conforme os pacientes anteriores melhoram, o número de pessoas infectadas dessa fila de infecções vai voltar a zero.

Entretanto, é também conhecido que a influenza um menor intervalo de infecção, fazendo com que o possível contágio de outras pessoas inicie mais cedo a partir da infecção se comparado com o COVID-19. Esse é o tempo entre o início dos sintomas em casos primários e secundários. Isso significa que usando os exemplos acima, levaria um tempo maior para a segunda onda de infecção acontecer, ou seja, para os três pacientes hipotéticos começarem a mostrar sintomas. Pacientes sintomáticos estão mais suscetíveis a transmitir a doença por meio de gotículas, visto que eles estarão espirrando e tossindo, dessa forma promovendo a liberação de gotículas.

POLÍTICA DE PROPAGAÇÃO

Há uma diversidade de métodos que especialistas usam para determinar o valor de R_0 e, no passado, esses métodos eram usados para estudar dados demográficos, a propagação de doenças transmitidas por vetores, como a malária, e para estudar infecções que são transmitidas diretamente entre humanos.

Quando o R_0 é menor que 1, o indivíduo com a infecção vai espalhar a doença, em média, para menos de uma nova pessoa. Isso significa que a infecção pode nem ocorrer e que o parasita vai ser eliminado sem ser propagado. Entretanto, quando o R_0 é maior que 1, o patógeno será transmitido para ao menos um novo indivíduo e será capaz de propagar-se dentre uma população em um determinado ritmo até que medidas de controle sejam tomadas para desacelerar ou impedir essa propagação.

A razão básica de reprodução também é usada para estudar a possibilidade de uma epidemia ou pandemia acontecer com uma doença infecciosa emergente. Ela tem sido usada para entender o risco acarretado pelo surto de SARS, encefalopatia espongiforme bovina

(EEB/BSE, doença de Creutzfeldt-Jakob, ou doença da "vaca louca"), doença mão-pé-boca (HFMD), novas linhagens de influenza, malária, Ebola e vírus do Nilo Ocidental.

O mesmo conceito é usado no estudo de bioterrorismo, infecção pelo ar em lugares fechados e também na transmissão de vírus de computador.

Exitem muitos fatores que influenciam a disseminação de um patógeno. Por exemplo, se o início dos sintomas demora dias e o patógeno já é infeccioso entre sua contração e a aparição dos sintomas, isso aumenta a chance de infectar outros indivíduos antes de a pessoa infectada perceber que está doente. Este período é denominado de período de incubação. O intervalo de infecção é também um fator determinante. Este é o tempo entre o início dos sintomas nos casos primários e secundários. Portanto, a razão de reprodução, o intervalo de infecção e o período de incubação também possuem um papel na velocidade de propagação da infecção dentro de uma população e podem ser usados para analisar a possibilidade de haver risco de proporções epidêmicas ou pandêmicas.

COMO O COVID-19 TE DEIXA DOENTE?

Existem duas formas de potencialmente contrair o vírus – por via fecal-oral ou por partículas respiratórias.

Já foram feitos muitos estudos de caso que encontraram o vírus ou RNA viral nas fezes dos pacientes, sugerindo que existe a possibilidade de transmissão fecal-oral. Isso significa que as partículas podem aderir a mãos que não forem lavadas ou nas unhas de pessoas infectadas após defecarem. As partículas virais podem também estar presentes em superfícies no banheiro. Isso também pode explicar a ocorrência de sintomas gastrointestinais como náusea e vômitos ou diarreia em alguns pacientes. Adultos assintomáticos e crianças podem estar transmitindo o vírus dessa forma.

Partículas respiratórias liberadas pela tosse ou espirro podem atingir uma distância de até dois metros ou seis pés. Essas gotículas podem também ficar em superfícies por muitas horas dependendo do material em questão. Partículas com o vírus podem ser potencialmente transmitídas por vias aéreas por até três horas, então alguém de passagem pela área também pode ser infectado.

Uma vez que o vírus chega ao sistema respiratório pelos pulmões, ele ataca os alvéolos. Estas são pequenas cavidades pelas quais o corpo realiza a troca de oxigênio com a atmosfera. Assim que o vírus se estabelece nos alvéolos, ele invade um pneumócito de tipo II. O papel desses pneumócitos de tipo II é de produzir o surfactante pulmonar que diminui a tensão superficial e reduz a pressão dos alvéolos. Os pneumócitos de tipo I também encontrados nos alvéolos servem o propósito de trocas gasosas.

As espículas (proteína S) no SARS-CoV-2 se ligam a receptores específicos denominados enzimas conversoras da angiotensina 2 (ACE-2) nos pneumócitos de tipo II. Isso permite ao vírus entrar na célula, onde libera seu RNA positivo de fita simples ((+)ssRNA). Uma vez liberado, pode usar os ribossomos da célula hospedeira e, por um processo denominado tradução, converte a fita simples de RNA em proteínas específicas (poliproteínas). O (+)ssRNA pode também usar outra enzima denominada polimerase de RNA dependente de RNA, ou replicase de RNA, que sintetiza o RNA em mais cópias de RNA.

As poliproteínas precisam ser usadas para produzir todos os componentes da estrutura viral, de modo que diferentes enzimas chamadas proteases são usadas para isso. Esses componentes – nucleocapsídeos, proteínas espiculares, enzimas – são associados com o RNA sintetizado para saírem da célula hospedeira. Várias estruturas virais foram produzidas dentro dos pneumócitos de tipo II nos pulmões deste paciente.

No processo de liberação das estruturas virais, esses pneumócitos de tipo II são destruídos como resultado da liberação de mediadores inflamatórios específicos que atraem e estimulam macrófagos. Macrófagos são celulas cujo propósito é detectar e remover células que considera patogênicas, como parte do sistêma imunológico do corpo. O macrófago libera as citocinas específicas interlucina 1 (IL-1), interlucina 6 (IL-6) e fator de necrose tumoral alfa (TNF-α). Esses mediadores inflamatórios entram na corrente sanguínea através da parede alveolar e fazem com que o músculo liso fora dos pulmões dilate. As células endoteliais no músculo contraem e isso aumenta a permeabilidade capilar. Esses mediadores inflamatórios então causam uma série de eventos que levam o plasma a vazar para os espaços intersticiais fora dos alvéolos. Alguns dos fluidos invadem os alvéolos e causam edema, levando ao colapso alveolar. Isso diminui a troca gasosa pelos pneumócitos de tipo I. Nesse momento já acontece a hipoxemia (baixa concentração de oxigênio no sangue) e torna a respiração difícil porque a área superficial dos pulmões foi comprometida. Isso pode apresentar maior dificuldade respiratória e hiperventilação, que pode levar a pneumonia bilateral.

O sistema imunológico também vai responder a esses mediadores inflamatórios, e isso vai atrair neutrófilos que atacam células sem fazer distinção entre elas, com o objetivo de destruir o vírus. Isso leva à destruição de mais células, até mesmo as saudáveis, com a liberação de espécies reativas de oxigênio e proteases. Todas essas células, incluindo o vírus, são destruídas e liberadas para os alvéolos como detritos. Isso diminui ainda mais a superfície disponível para trocas gasosas. Todos esses restos de células e muco contendo células descartadas e partículas virais podem então causar tosse, liberando o vírus ao ar e podendo infectar um novo hospedeiro.

Quando o IL-1, IL-6 e TNF-α são liberados em

grandes concentrações, eles podem encaminhar-se para o hipotálamo no cérebro. Essa é a parte do cérebro que controla a temperatura. Aqui, prostaglandinas específicas são liberadas que alteram a temperatura corporal e causam febre. O sistema nervoso simpático vai também causar um aumento nos batimentos cardíacos do paciente infectado. A inflamação nos pulmões pode ficar tão severa que leva a síndrome de angústia respiratória e eventualmente à sepse visto que todo o corpo está vinculado por meio do sistema circulatório. Isso pode levar à falência de múltiplos órgãos.

COMO PODEMOS NOS PROTEGER
DO VÍRUS?

R_0 é uma medida que deve ser usada considerando circunstâncias normais. Para podermos diminuir o grau de contágio R_0 há diversas medidas não-farmacêuticas que podem ser tomadas. Se houver profilaxia (medicina preventiva) ou uma cura para o COVID-19 disponível desde o princípio da proliferação, essas também seriam medidas tomadas para diminuir o contágio. Entretanto, no caso de uma doença infecciosa que se espalha rapidamente, as únicas coisas que podemos fazer a princípio são ações não-farmacêuticas. O número de novos casos de infecção vai depender diretamente da eficiência dessas medidas e na rapidez com que são tomadas.

Como em qualquer doença contagiosa, é pelo bem da comunidade, para conter o contágio, que qualquer pessoa exibindo sintomas seja mantida em casa até que melhore. Eventos com muitas pessoas, especialmente aqueles em locais fechados mas também os ao ar livre, são considerados lugares de alto risco. Esses devem ser evitados na presença de um patógeno contagioso na sociedade.

Práticas de higiene devem ser encorajadas. Isso inclui lavar as mãos com frequência e cuidado, com sabão e água por 20 a 30 segundos. O uso de desinfetantes entre 60 e 80% de concentração de álcool é sugerido em circunstâncias em que lavar as mãos não é possível, especialmente quando as pessoas estão fora de casa ou em situações em que a infecção é mais provável. As unhas devem ser mantidas curtas e o uso de unhas artificiais é desencorajado, visto que podem acumular patógenos e podem não ser limpas com eficiência.

Quando tossir ou espirrar, a dobra do braço ou um lenço deve ser utilizado para cobrir a boca. O paciente deve virar o rosto para longe de outras pessoas se possível. Qualquer lenço usado deve ser descartado de modo seguro imediatamente após o uso.

Como o vírus é transmitido por meio de gotículas, é importante evitar tocar o rosto e consequentemente as vias respiratórias e membranas mucosas pelas quais o vírus pode invadir o trato respiratório. É importante saber que o vírus pode permanecer ativo em diversas superfícies por tempo variável. Por exemplo, uma pessoa pode evitar infectar as mãos com o vírus usando os cotovelos para ligar ou desligar interruptores. Isso evita contato com as mãos, que são mais prováveis de passar o vírus para o rosto. Maçanetas de portas, botões de elevadores, corrimões, bancadas de lojas e dinheiro são outros materiais que podem frequentemente ser expostos ao vírus, especialmente se esses se encontram em lugares públicos e movimentados. É importante prestar atenção no que está sendo tocado com as mãos para determinar a frequência com que se deve lavar ou desinfetar com álcool as mãos.

Distanciamento social implica interagir com qualquer pessoa a uma distância maior do que de costume.

Por exemplo, em filas a distância de 1 a 2 metros deve ser respeitada. Em lojas pequenas, os clientes devem entrar apenas um ou dois de cada vez e, em algumas circunstâncias, não devem ser permitidos entrar, fazendo seu pedido do lado de fora da loja. Distanciamento social também significa minimizar interações com pessoas que não moram na mesma casa. A população geral deve minimizar interações ao ar livre, apenas saindo de casa para compras ou atividades (exercícios, passear com o cachorro) que são consideradas essenciais nas suas rotinas diárias.

Para esse fim, os governos da maioria dos países decretaram o fechamento dos serviços que não são considerados essenciais, por exemplo lojas de varejo, salões de beleza, restaurantes. A maioria desses estabelecimentos foram permitidos a oferecer seus serviços de formas diferentes. Os restaurantes poderiam oferecer pratos para viagem ou serviços de delivery, e lojas de varejo poderiam oferecer compras online. Práticas no trabalho e métodos de delivery precisaram mudar para manter todas as pessoas seguras, com maiores práticas de segurança e higiene dentro e fora do local de trabalho. Pagamento online é encorajado para evitar o uso e manuseio de cédulas. As práticas de delivery são conduzidas sem contato, com os pacotes de comida sendo deixados na porta e o entregador se distanciando enquanto o pacote é coletado.

Equipamento de proteção individual (EPI) é um tópico discutido com frequência desde que a situação de pandemia do COVID-19 começou. EPI inclui máscaras faciais que cubram o nariz e a boca, luvas, óculos ou outro protetor facial que cubra apenas os olhos ou a maior parte do rosto, capacete para cobrir o cabelo, e trajes completos, em inglês denominados *hazmats*, que significa *hazardous material protection*, ou proteção contra materiais perigosos.

Enquanto o uso de EPI é garantido em ambientes do sistema de saúde, é preciso salientar que sem o conhecimento do uso correto, certos EPIs podem apresentar riscos ao invés de proteção. Máscaras e luvas precisam ser colocadas e retiradas corretamente no intuito de não tocar pedaços contaminados. Pessoas usando luvas precisam ficar atentas que estas podem ter o potencial de acumular o vírus e espalhá-lo em outras superfícies que forem tocadas. Quando usadas em pacientes doentes, os profissionais da saúde devem trocá-las entre cada paciente. Em outras circunstâncias, é questionável se o uso de luvas é aconselhável, mas de qualquer forma é uma boa forma de se evitar tocar no rosto.

O Centros de Controle e Prevenção de Doenças (CDC, sigla em inglês) estava recomendando inicialmente apenas o uso de máscaras para quem trabalha em condições consideradas de alto risco (por ex., clínicas e hospitais), e para pacientes que estivessem doentes. No dia 4 de abril de 2020, o CDC passou a recomendar o uso de coberturas faciais em público especialmente em situações em que o distanciamento social seja difícil (por ex., supermercados). Devido à indisponibilidade de máscaras consideradas apropriadas para proteger o usuário do vírus, a maioria das máscaras apenas diminuem a saída de partículas virais se o usuário estiver infectado (independente de apresentarem sintomas ou não). Apesar de não ser a situação ideal, oferece uma certa proteção que é considerada melhor do que não usar nenhum tipo de proteção facial. Nesse caso, também se aplica o mesmo perigo do caso das luvas. De acordo com o CDC, as coberturas de tecido devem ficar confortáveis no rosto, sem restringir as vias aéreas;

devem estar presas com elásticos ou fitas em volta das orelhas; devem, de preferência, possuir mais de uma camada de tecido. Essa é considerada ser uma medida pública voluntária de saúde – medida que também foi aplicada durante a pandemia de 1918.

As superfícies que forem tocadas devem ser limpas e desinfetadas diariamente, e com maior frequência em casas com pessoas que estiverem doentes ou testaram positivo para o COVID-19 (ou outra doença contagiosa). O quanto for possível, aqueles que estiverem doentes devem ficar em um cômodo específico e separadas de outras pessoas da casa. Se não for possível ter um banheiro separado, ele deve ser limpo e desinfetado logo após o uso da pessoa doente. Luvas devem ser usadas durante a limpeza e descartadas após o uso. Se as luvas usadas não forem descartáveis, devem ser usadas apenas para esse propósito. Quando as superfícies estiverem sujas, devem ser limpas com sabão comum antes do desinfetante.

O público geral também foi aconselhado a higienizar objetos trazidos de fora de casa. Sapatos devem ser deixados do lado de fora ou em áreas específicas, as solas desinfetadas a fim de não contaminar o resto da casa. As compras de mercado devem ser limpas, ou não devem ser tocadas por alguns dias a fim de possivelmente diminuir a contagem viral. O entendimento é de que o vírus permanece ativo por até 24 horas no papel ou papelão, 4 horas no cobre, e até 72 horas em superfícies de aço inoxidável. Ele pode também ficar no ar por até 3 horas, por exemplo, se alguém espirrar em um cômodo com pouca ventilação.

Quem é mais suscetível?

. . .

Para algumas pessoas, a infecção com COVID-19 pode apresentar maiores riscos e complicações. Aqueles considerados mais vulneráveis são idosos (65 anos ou mais) e pessoas de qualquer idade que sofram de alguma outra condição médica. Pacientes com o sistema imunológico comprometido, como aqueles que são HIV+ ou têm AIDS com pouco controle, aqueles que recebem tratamento contra câncer, os que realizaram transplante de medula óssea ou outros órgãos, ou que recebam algum tratamento com corticoides, apresentam maior risco de desenvolver complicações se forem infectados. Outros fatores de risco incluem doenças cardiovasculares, obesidade severa, diabetes, asma moderada ou severa e doenças crônicas renais ou do fígado.

Morte pelo COVID-19 foi observada majoritariamente em homens com mais de 70 anos de idade com comorbidades concomitantes, como doenças respiratórias ou cardiovasculares. Ainda é desconhecido o motivo de a doença ter matado mais homens, mas é teorizado de que pode estar ligado ao fato de homens serem mais prones ao fumo e, portanto, possuírem comorbidades subsequentes. Obesidade também foi um fator altamente associado com os altos riscos. Tanto fumar quanto a obesidade foram observados como grandes contribuentes para o grande número de mortes vistas na Itália. Entretanto, quando as mortes da Itália são comparadas com as da China, e talvez por falta de mais detalhes nos dados chineses, esses achados não são conclusivos.

Dois outros fatores contribuentes para a maior morte de homens que de mulheres é a diferença nos hábitos de higiene e no fato de que homens tendem a ter maiores taxas de condições pré-existentes como diabetes e pressão alta. Esses fatores fazem com que aqueles que contraem a doença fiquem mais vulneráveis a complicações graves que podem levar à morte. Esse padrão foi observado em pacientes da China, Itália, França, Alemanha, Irã e Coreia do Sul. De acordo com o Serviço Sanitário Nacional Italiano, em 20 de março de 2020 aproximadamente 70% das mortes na Itália eram de homens, apesar de haver apenas uma pequena maioria de homens no total de infectados. Foi estimado que cerca de 7 milhões de homens na Itália fumam, em comparação com as 4,5 milhões de mulheres. Fumantes têm risco de precisarem de maior ventilação e cuidado intensivo uma vez que contraem COVID-19.

Diferente de outros vírus, o SARS-CoV-2 raramente infecta bebês e crianças, e mesmo quando a infecção é sintomática, há baixo risco de se tornar uma doença grave.

PREPARAÇÃO PARA A PANDEMIA

O termo "preparação" descreve como os sitemas de saúde, governos, organizações de resposta profissional, empresas, comunidades e indivíduos podem responder ou reagir efetivamente ao surgimento e estabelecimento de um evento específico. Normalmente usamos "preparação" para algo que é provável acontecer ou que é iminente, por meios de avaliação de risco.

A análise da avaliação de risco é um exercício conduzido periodicamente para compreender quais eventos perigosos podem acontecer. É necessário para todas as entidades, desde governos a empresas particulares, terem um plano de contingência para proteger as pessoas e assegurar que os negócios continuem o quanto for possível. Isso pode significar que exista um sistema de suporte que não será usado por um tempo, ou talvez nunca seja usado. Pode ser comparado vagamente a uma caixa de primeiros socorros que contém material suficiente para ajudar muitas pessoas ao mesmo tempo. Também é um sistema que precisa ser avaliado constantemente para se assegurar de que ainda vai estar atualizado e que ainda poderá funcionar tendo em mente qualquer novo risco que pode ter surgido desde a última avaliação.

Na analogia da caixa de primeiros socorros – é insuficiente ter os materiais com fácil acesso se as pessoas não forem treinadas para realizar reanimação cardiorrespiratória, fazer um curativo ou limpar uma ferida. Este treinamento deve ser repetido a cada poucos anos; novos funcionários devem ser treinados; os materiais de primeiros socorros devem ser reabastecidos ou trocados se expirarem.

Melhorando a velocidade e a qualidade das respostas, e provendo uma infraestrutura para essa resposta, pode haver grandes diferenças ao atingir os objetivos, sejam esses salvar vidas, reduzir o sofrimento, ou conseguir uma melhor continuidade de negócios.

A preparação e a continuidade devem ser o procedimento operacional padrão (*SOP*, sigla em inglês) de uma empresa ou governo. Com o desenvolvimento do conhecimento científico, bem como conhecimento da história, certos eventos podem ser previstos. Isso é importante no desenvolvimento da preparação.

Com virus zoonóticos frequentemente atravessando a barreira entre espécies, e com alguns deles apresentando-se como mortais especialmente enquanto novos, era apenas questão de tempo até que outra pandemia acontecesse.

A pandemia de gripe espanhola, que aconteceu em 1918, foi a pior pandemia de gripe registrada até hoje. Já existiram muitas outras pandemias de gripe depois, mas foram mais brandas. Essas pandemias foram causadas pelo vírus influenza tipo A, com aves e alguns mamíferos servindo como reservatórios. Estudando o progresso das pandemias anteriores, especialmente aquelas mais recentes, especialistas foram capazes de determinar quais medidas foram mais bem sucedidas para conter o contágio e minimizar a doença e número de mortes.

Apesar de todo vírus e sua doença resultante ser diferente, a pandemia de 1918 foi por muitas vezes usada como modelo e sua dinâmica foi estudada por causa da preparação. Com a globalização e crescimento populacional sendo apenas dois de muitos fatores que podem aumentar rapidamente a propagação de uma doença infecciosa, foi previsto que seria apenas questão de tempo para que outra grande pandemia atingisse o planeta.

Mesmo tendo esse conhecimento, e apesar do fato de alguns países possuírem planos de contingência para uma próxima pandemia, parece que ninguém estava suficientemente preparado para o que o COVID-19 trouxe. Um dos motivos é o fato de cada vírus se comportar de maneira diferente, e pode ser extremamente difícil não apenas de especular quais medidas devem ser tomadas, mas também decidir o momento para cada medida.

Historicamente, a medida não-farmacêutica mais útil para conter a propagação de uma infecção tem sido o distanciamento social. Isso significa evitar aglomerações de pessoas. Isso pode ser feito fechando escolas, casas de adoração, bares e restaurantes, outros comércios como varejos e serviços não essenciais. Outra medida é colocar em quarentena aqueles que estiverem doentes e qualquer um que entre em contato com eles. Pessoas acima de 65 anos ou com sistema imunológico comprometido são aconselhadas a ficar em casa o quanto possível, e apenas ter contato com as pessoas com as quais morem.

Todas essas medidas têm o objetivo de "achatar a curva" e certificar que o número de pessoas doentes não aumente de repente e sobrecarregue o sistema de saúde.

Ao invés disso, um crescimento gradual de casos ao longo do tempo é preferível, para garantir que todos os pacientes tenham melhor acesso a tratamentos sem fazer com que o sistema de saúde funcione em sua capacidade máxima ou ultrapasse o limite.

Quando o sistema de saúde é forçado à sua capacidade máxima, uma série de fatores limita o nível de cuidado que pode ser oferecido. Por exemplo, durante essa pandemia em particular, alguns dos casos mais graves vão precisar ser colocados em respiradores. Quando não há respiradores suficientes, os médicos precisam escolher quais pacientes vão ser colocados no equipamento, e os outros correm o risco de perder suas vidas. Outro fator é que esses pacientes podem precisar ser colocados em prédios que não foram feitos para serem hospitais, como os hospitais temporários estabelecidos por um tempo na China durante a pior fase do coronavírus.

Hospitais temporários precisam de uma equipe e o sistema de saúde pode precisar de ajuda extra na forma de profissionais da saúde aposentados ou estudantes. Mantendo pacientes em quarentena de modo a não infectar os outros é um problema nesse caso. E, finalmente, um ponto importante para manter em mente é que enfermeiros, médicos, farmacêuticos, técnicos de laboratório, equipe de limpeza e todos os outros funcionários de hospitais estarão sobrecarregados, em risco de serem infectados ou de contaminar suas famílias. Alguns escolhem ficar longe de suas famílias enquanto estão cuidando dos doentes durante a pandemia. Eles também estarão sofrendo altos níveis de ansiedade e estresse devido a todas as preocupações e à exaustão.

Casas de repouso, prisões, conventos e outros lugares onde muitas pessoas vivem juntas também são lugares que podem sofrer de modos específicos durante uma pandemia. Muitas vezes enfermeiros, cuidadores, equipe administrativa, equipe de limpeza e seguranças podem precisar ficar confinados dentro desses estabelecimentos para evitar os riscos que pessoas entrando e saindo dos edifícios pode trazer. Isso é especialmente importante em casas de repouso onde idosos, que já são mais vulneráveis e podem sofrer com comorbidades, arriscam ser colocados em maior perigo.

"ACHATANDO A CURVA"

Um dos termos que vemos sendo frequentemente mencionado durante essa pandemia é "achatar a curva" e as ações e precauções não-farmacêuticas sugeridas com o objetivo de conseguir isso. O termo explica a melhor estratégia disponível no momento para parar a transmissão do COVID-19. A curva em questão representa a quantidade de casos (pessoas infectadas) em um determinado dia em oposição ao passar do tempo (em termos de dias). Idealmente, o número total de casos seria diminuído, mas aqui o foco é multifacetado e visa espalhar os casos por um maior período de tempo. Na representação, uma linha é desenhada ao meio onde a capacidade do sistema de saúde provavelmente chega ao máximo. Uma curva é desenhada com um cenário fictício em mente – no qual não são tomadas medidas protetivas contra o COVID-19. Outra curva mostra como o contágio seria se medidas protetivas suficientes fossem tomadas a tempo.

No cenário ideal da transmissão (a curva na qual as medidas protetivas foram tomadas), o tempo tem passado e o sistema de saúde tem conseguido cuidar dos doentes, havendo melhoras e liberação de leitos e muitos dos aparatos médicos necessários para os novos casos. Essa interrupção do fluxo natural do surto é essencial para que hospitais e profissionais da saúde possam lidar da melhor forma com seus pacientes.

Considere que uma porcentagem (ainda desconhecida) de casos vão precisar de cuidados hospitalares, e todos os casos idealmente devem estar isolados de outras pessoas. É enfatizado que é preciso dar ao sistema de saúde tempo suficiente para lidar com o número de casos, ao invés de sobrecarregar com um aumento íngreme de pacientes infectados. Uma subida exponencial nos casos como foi visto na Itália nas primeiras semanas de infecções é exatamente o que os especialistas temem. Não ter leitos suficientes ou espaço em facilidades hospitalares, a necessidade de construir hospitais temporários e outros locais para tratamento de pacientes, e falhando em suprir a demanda pode fazer com que o sistema de saúde entre em colapso.

Os profissionais aconselham que o contágio seja desacelerado pela prática do distanciamento social. Isso significa que as pessoas devem evitar espaços públicos, limitar seus movimentos fora de casa, e manter distância de outras pessoas. Em muitos países, desde cedo as pessoas foram aconselhadas a ficar em casa a não ser que precisassem sair para algo essencial. Empresas foram encorajadas a permitir que seus funcionários trabalhassem de casa se possível. Outras limitaram as horas de trabalho e adotaram novas medidas para assegurar que seus funcionários e clientes ficariam seguros. Alguns serviços com mais proximidade, em que o distanciamento social não fosse possível como, por exemplo, barbeiros e salões de beleza, precisariam ser fechados, seja voluntariamente ou seguindo ordens do governo do país. Restaurantes e bares tiveram o mesmo destino, por serem lugares em que aglomerações são encorajadas. Restaurantes pequenos e grandes precisaram mudar o modelo de seus serviços e introduzir a possibilidade de comida para viagem ou delivery, desde restaurantes de fast food a lugares com estrela Michelin, e todos entre esses. Serviços considerados não essenciais como lojas de varejo e shoppings precisaram fechar. Grandes eventos internacionais como shows e conferências precisaram ser adiados, cancelados, ou levados a uma plataforma online.

O tempo de ação adotado por diferentes países depende de decisões tomadas por seus especialistas, mas também das decisões de seus líderes políticos, e eles nem sempre estão na mesma página. Além disso, as medidas tomadas às vezes dependem da cooperação do público geral e isso varia dependendo da cultura do país e do nível de socialização à qual eles estão propensos. O rigor das medidas também fazem diferença considerando que "encorajamento" não é "imposição", e "imposição" tem um grau variável de consequências.

Achatar a curva para distribuir os casos ao longo do tempo também dá aos cientistas e pesquisadores mais tempo para estudar o vírus e seu comportamento. Conseguir algumas semanas nas quais os casos são menores pode significar limitar as mortes até um certo ponto até que seja desenvolvida uma possível cura ou confirmar a eficácia e segurança de uma vacina. Testes diagnósticos também podem ser melhorados com o tempo e novos conhecimentos. Equipamentos necessários para o tratamento de pacientes críticos, como por exemplo os respiradores, precisam aumentar em número nos países que estejam sofrendo mais. Outros acessórios para uso durante a pandemia, como álcool em gel e máscaras, também precisam ser obtidos. Tudo isso leva tempo, e apesar de o distanciamento social ser difícil para alguns, é uma medida provada bem sucedida se praticada corretamente.

A forma como as pessoas vivem tem uma grande influência no distanciamento social. Dificuldades sociais têm uma tendência a aumentar durante tempos de emergência global, mas não há tempo de levá-las em consideração.

Se seu trabalho é um em que é possível **trabalhar em casa**, há outras complicações ao redor que precisam ser consideradas. Seu parceiro também estará trabalhando em casa? Vocês possuem dois computadores ou laptops? Se vocês têm filhos e as escolas estão fechadas você pode, de repente, estar em uma posição em que precise cuidar deles, talvez oferecer aulas em casa, ou abrir mão de seu próprio tempo ao computador para que eles possam assistir às suas aulas. Um dos pais precisará abrir mão de seu trabalho ou diminuir suas horas? Será possível administrar todas essas obrigações, e quais são as implicações à saúde em fazê-lo? O que acontece a pais solteiros com crianças pequenas?

Migrantes, que possivelmente vivem em condições esquálidas e em proximidade com muitas outras pessoas, são um grupo de risco em particular. Eles podem não ter acesso à informação, e podem receber mensagens parciais ou incorretas em relação ao que fazer durante esse tempo. Mensagens simples como lavar as mãos com frequência, não tocar o rosto, autoisolamento especialmente se estiver doente, interromper atividades não essenciais e manter distância de outras pessoas que não vivem na mesma casa, podem não chegar a eles. Eles podem também ser mal vistos por pessoas, tratados como forasteiros.

Aqueles que apenas recentemente começaram a firmar suas vidas na sociedade podem estar relutantes a seguir esses passos, que podem parecer contra-intuitivos na narrativa de suas vidas. Aqueles que têm empregos trabalharam duro para conseguirem e vão, mais uma vez, encontrar-se em uma situação na qual eles não podem prover para si e suas famílias. A dinâmica com voluntários pode ser alterada, visto que isso é uma faca de dois gumes. É preciso arriscar trazer a infecção para uma comunidade que está vivendo em proximidade? A informação está disponível para que novos comportamentos sejam adotados?

No Reino Unido, um grande número de ONGs, outras organizações e campanhas de caridade se uniram no intuito de ajudar migrantes vulneráveis durante a pandemia do COVID-19, exigindo que autoridades locais tomassem "medidas urgentes" de forma a protegê-los. A agência de migração da ONU também ressaltou a importância de tratar migrantes com respeito e dignidade, frisando que muitos deles têm trabalhado em fábricas que agora estão fechadas devido à situação atual. Eles exigem acesso igualitário à saúde pública e destacam os perigos em ignorar essa grande parcela da sociedade. A agência de migração da ONU expressou o medo de o COVID-19 ser associado a algo estrangeiro, algo que vem de pessoas de fora, e que isso pode causar mais discriminação. Eles estiveram e continuarão tomando medidas especiais para proteger os migrantes durante esse período.

No final de março de 2020, Portugal declarou que trataria migrantes como cidadãos permanentes durante a pandemia – o que significa que eles teriam acesso aos sistemas de saúde e assistência social do país. Migrantes terão permissão de abrir contas bancárias e terão as mesmas condições de trabalho e contratos de aluguéis que os cidadãos do país.

#FiqueEmCasa pode ser um dos bordões durante a pandemia, mas como os **moradores de rua** serão afetados pela pandemia? Mais pessoas serão empurradas para as ruas conforme empregos são perdidos e famílias não conseguem pagar o aluguel? Quanto tempo levará até que aqueles que vivem contando suas moedas se encontrem nessa situação? Para aqueles que já se encontram em situação de rua, a condição nem precisa mudar. Eles já estão na rua.

Com mais e mais comércios sendo obrigados a fechar e as pessoas sendo estimuladas a sair apenas para o essencial, há muito menos tráfego de pedestres nas ruas. Isso significa menos oportunidades para caridades na forma de trocados ou comida. Sem lugares públicos aquecidos, ou disponibilidade de banheiros, como os moradores de rua irão lidar? Já não existem abrigos suficientes para a população em situação de rua e, apesar de grupos de trabalho voluntário tentarem cuidar dos sem teto, as coisas podem estar prestes a piorar. Pessoas sem abrigo frequentemente vivem em situações pouco higiênicas, com escassez de água, tornando o ato de lavar as mãos com frequência impossível. Eles frequentemente sofrem de doenças respiratórias e outras comorbidades. Quando vivem em comunidades, frequentemente estão em proximidade com outras pessoas e podem se amontoar em grupos para se manterem aquecidos. O que acontece se adoecerem ou se algum deles se tornar portador do vírus?

No esforço de enfrentar essas questões preocupantes, vários estados dos Estados Unidos estão pedindo o moratório temporário de despejos de casas e empresas, para minimizar o número de pessoas que podem se tornar moradoras de rua. Os proprietários de estabelecimentos nesses estados têm a obrigação de cumprir as medidas, ou vão pagar taxas. Em alguns países, os proprietários tomaram essa decisão por conta própria e decidiram temporariamente abaixar ou isentar os alugueis. Eles têm feito isso para proteger seus inquilinos que podem estar passando por alguma dificuldade devido a demissões, fechamentos temporários ou quarentena forçada pela exposição ou infecção com o COVID-19.

EPIDEMIAS ANTERIORES

A gripe espanhola em 1918 foi causada por um vírus influenza do tipo H1N1 há mais de 100 anos. Foi estimado que 50 milhões de pessoas ao redor do mundo morreram durante essa pandemia, e essa taxa de mortalidade não havia sido observada em nenhuma outra temporada de gripe antes, nem foi observada depois disso. A característica curiosa desse vírus era que ele tinha uma grande taxa de mortalidade entre adultos jovens saudáveis.

Esse vírus mortal poderia apresentar pistas úteis para pesquisadores enquanto eles tentam descobrir o porquê de ele ser tão mortal e de onde ele vem. Desvendar esse evento histórico pode ser a chave para entender muitas propriedades de infecções virais na luta contra a pandemia atual e as futuras.

Como a gripe espanhola pode ser comparada com o COVID-19? As duas infecções afetam o sistema respiratório e podem levar a uma pneumonia. No COVID-19, um dos sintomas mais comuns é a falta de ar, muitas vezes acompanhada de febre e uma tosse que geralmente é seca. Entretanto, os dois vírus pertencem a famílias diferentes e não são rastreados até as mesmas origens ou hospedeiros. Conforme o novo coronavírus abre seu caminho pelo mundo, especialistas têm voltado à pandemia mais mortal da história moderna para estudar as melhores opções em enfrentar uma pandemia global.

Apesar das diferenças no que era conhecido antes e o que conhecemos agora, os esforços implementados naquela época para diminuir o contágio pode oferecer lições para hoje. Uma grande diferença pode ser observada entre cidades dos EUA em termos de medidas não-farmacêuticas que foram tomadas, quando foram tomadas e até que ponto, e o número de mortes que sofreram.

Na Filadélfia, a taxa de mortalidade foi maior porque eles esperaram oito dias desde a primeira morte para banir aglomerações sociais e fechar escolas. Eles experimentaram a maior quantidade de mortes das cidades estudadas. A cidade também sediou um evento que contou com a presença de 200 mil pessoas, dez dias depois da primeira morte. Por outro lado, St. Louis teve fortes medidas de disanciamento social. A cidade atrasou o pico de mortes e também teve uma taxa de mortalidade menor. Entretanto, quando os regulamentos foram temporariamente aliviados, houve uma subida drástica na culminação das mortes.

Outra diferença marcante entre a gripe espanhola e o COVID-19 é a faixa etária do grupo considerado mais vulnerável à infecção. Na pandemia de gripe espanhola houve uma mortalidade alta e anormal entre adultos jovens, e estava afetando pessoas que estavam geralmente saudáveis. Por outro lado, o COVID-19 é mais perigoso para aqueles com sistema imunológico fraco, como idosos e aqueles com outras comorbidades, como problemas cardiovasculares, doenças respiratórias, entre outros. Apesar de esta geralmente ter sido a norma, alguns adultos considerados saudáveis sofreram gravemente e até morreram por conta do COVID-19. Adultos mais jovens, adolescentes e crianças podem apresentar sintomas mais brandos e às vezes nenhum sintoma, mesmo se testarem positivo.

Podemos ter uma noção da tragetória geral do COVID-19 em comparação com a gripe espanhola porque temos pistas de sua taxa reprodutiva. Apesar de ainda ser cedo para saber exatamente o quão rápido a infecção de COVID-19 pode estar se espalhando, e como algumas pessoas permanecem assintomáticas, já sabemos que é mais transmissível que a gripe comum, colocando a taxa de reprodução entre 2 e 2,5. A estimativa é de que a gripe espanhola tinha uma taxa reprodutiva em torno de 1,8. Estima-se que entre 20 e 60% da população eventualmente será infectada com o novo coronavírus.

É a furtividade com a qual o COVID-19 é transmitido, muitas vezes despercebido, com sintomas brandos ou nenhum, que torna toda a situação mais perigosa e torna a necessidade do distanciamento social mais importante. Se o método de testagem em um país em particular não está ativamente procurando por casos, mas apenas testando aqueles com sintomas e rastreando seus contatos imediatos, não há como saber realmente o quão longe a infecção já se espalhou e quem apresenta perigo a outras pessoas por ser um vetor assintomático.

O contágio do COVID-19 tem sido muito rápido por conta da globalização. A primeira transmissão de Wuhan, na China, para a Europa e para as Américas, foi por viagem aérea, um meio que hoje em dia é acessível a muitos. Isso pode acontecer muito rápido comparado com viagens em 1918, que aconteciam em trens ou pelo oceano. Historiadores acreditam que o contágio da gripe espanhola estava associado com tropas sendo mandadas às batalhas na Primeira Guerra Mundial.

Na gripe espanhola, a taxa de mortalidade foi estimada entre 10 e 20%. No presente, a taxa de mortalidade do COVID-19 parece ser muito menor, mas tem variado significativamente entre os países. Isso depende de um número de fatores, como se o país tem uma população mais velha, quantos testes têm sido conduzidos e as práticas de distanciamento social que foram determinadas e cumpridas. Ao final de março, a taxa de mortalidade geral estava em torno de 4,8%, levando em conta o total mundial de casos confirmados e uma contagem oficial de pacientes mortos.

No final de março, ainda estávamos vivendo o que provavelmente será considerada a "primeira onda" da pandemia do coronavírus. A gripe espanhola durou dois anos no total, mas o pior período foi o final do ano de 1918, quando a maioria das mortes aconteceram. A população mundial é muito maior agora do que era em 1918; na época, 500 milhões de pessoas contraíram a doença – isso era um terço da população mundial. O número de mortes na época estava estimado a ser por volta de 50 milhões. Na segunda onda da gripe espanhola, um aumento nos casos foi causado por uma mutação do vírus e, novamente, acredita-se que isso foi causado pelo fluxo de soldados da guerra.

Como a pandemia de 1918 aconteceu durante o período de guerra, esforços e investimentos eram direcionados em sua maior parte para as forças da guerra e o sistema público de saúde não era priorizado. Somado a isso, apenas as classes média e alta podiam pagar um bom acesso à saúde. Aqueles que viviam em condições mais pobres, especialmente em áreas pouco higiênicas, sofreram e morreram em maiores números. Apesar de os sistemas de saúde de países em desenvolvimento serem fracos, havia disponibilidade de profissionais da saúde e hospitais para cuidar dos pacientes. Na maioria dos países mesmo os cidadãos mais pobres tinham possibilidade de alguma atenção médica.

Com as inovações na medicina dos últimos 100 anos, os cientistas e especialistas da saúde ao redor do mundo dispõem de recursos e conhecimento para terem a capacidade de testar novas opções para profilaxia, protocolos, curas e uma vacina na luta contra o novo coronavírus. Examinar o comportamento de pandemias e epidemias anteriores, bem como estudar medidas que ajudaram a achatar a curva de infecção e medidas que não ajudaram, é crucial para encontrar a melhor forma de conter essa nova ameaça.

SARS

O surto de doença respiratória aguda grave (SARS) causado pelo que mais tarde foi nomeado SARS-CoV (SARS Coronavírus) começou em 2002 com um coronavírus muito similar em sua estrutura ao SARS-CoV-2. Essa foi a primeira introdução de um coronavírus que causa sintomas severos em uma população humana no século XXI. Antes disso, os coronavírus conhecidos que são patogênicos aos humanos causavam sintomas respiratórios brandos e não eram alarmantes. Por isso, a necessidade de investigar esse tipo de vírus mais a fundo não era uma prioridade até o surgimento do SARS-CoV.

SARS foi causado por um anteriormente desconhecido (por isso "novo" ou "novel") coronavírus animal que sofreu mutações e se tornou infeccioso e contagioso entre humanos. Acredita-se que o vírus se beneficiou da situação provida por *wet markets* no sul da China para contaminar humanos. Ele também se adaptou ou mutou de uma forma que a transmissão entre humanos se tornou possível. Os primeiros pacientes estavam todos relacionados ao *wet market* na província de Guangdong. Em algumas regiões, como na província de Guangdong, a demanda por animais "exóticos" aumentou com o aumento da riqueza. Por isso, mercados desse tipo têm crescido em número e tamanho de forma a suprir o aumento da demanda de restaurantes por animais selvagens e vivos.

Quando amostras de sangue foram colhidas de trabalhadores saudáveis que manejaram animais nesses mercados, anticorpos referentes ao vírus SARS-CoV foram encontrados, apesar de essas pessoas não terem tido SARS ou doenças parecidas. Isso pode indicar que no começo das transmissões ele estava fraco e pode ter causado apenas sintomas menores ou mesmo nenhum. Isso também indicava que em um estágio anterior a transmissão entre dois humanos não era efetiva. Eventualmente, o vírus se adaptou e conseguiu infectar humanos de forma mais efetiva, e isso desencadeou os eventos que levaram à pandemia.

Espécimes também foram coletados de animais aparentemente saudáveis, incluindo civetas (da espécie *Paguma larvata*) encontradas vivas nos mercados em Guangdong e também resultaram em um vírus semelhante ao SARS-CoV, que correspondia à homologia nucleotídica do SARS-CoV humano em 99%. Morcegos são suspeitos de serem reservatórios naturais dos coronavírus que causam SARS. Após vários estudos, verificou-se que o vírus do tipo SARS-CoV que correspondia à homologia nucleotídica do SARS-CoV humano compartilhava entre 88 e 92% de similaridade com os detectados em uma espécie de morcegos chineses (da família *Rhinolophidae*). Esse tipo de morcego habita regiões de Hong Kong e do sul da China.

Um exame de civetas criadas em fazendas para suprir um *wet market* resultou na ausência de anticorpos contra os vírus SARS-CoV, implicando que esses animais não eram o reservatório natural do vírus mas que o contraíram no mercado (provavelmente a partir dos morcegos) e puderam perpetuar dessa forma.

Focos da doença começaram a aparecer em famílias e em profissionais da saúde que trataram pacientes com essa "pneumonia infecciosa atípica". Na época, viajantes e hospitais aumentaram a disseminação, que fez com que se tornasse um surto de proporções globais.

Um bom exemplo é o médico da província de Guangdong na China que ficou no hotel "M" em Hong Kong no dia 21 de fevereiro de 2003. Durante esse dia, ele transmitiu a infecção para 16 outros hóspedes, que por sua vez transmitiram para outras pessoas em Hong Kong, Singapura, Vietnã e Toronto. Um surto começou em cada um desses lugares e em algumas semanas a infecção de SARS já havia afetado mais de 8 mil pessoas em 25 países e 5 continentes.

SARS-CoV é um vírus transmitido pelo ar e sua transmissão é muito semelhante à de resfriados e gripe, por gotículas na saliva quando uma pessoa infectada tosse ou espirra e outras pessoas inalam. Também pode ser transmitida indiretamente em superfícies quando uma pessoa doente as toca, como maçanetas, corrimões e botões de elevadores. Uma pessoa saudável então pode tocar essas superfícies dentro de um período de tempo curto e então tocar o próprio rosto, particularmente membranas mucosas como o nariz, a boca e os olhos. O vírus pode então entrar no corpo através dessas membranas e estabelecer uma infecção nas vias aéreas.

Os sintomas de SARS são similares aos de uma gripe e tendem a começar em 2 a 7 dias depois do contágio. Às vezes o período de incubação após entrar em contato com o vírus pode ser de até 10 dias. Esses sintomas incluem febre, calafrios, dores musculares, exaustão, dores de cabeça, perda de apetite e diarreia. A partir desses sintomas, a doença começa a afetar o trato respiratório inferior, causando uma tosse seca, um baixo nível de oxigênio no sangue e dificuldade para respirar. Esses sintomas são potencialmente letais em casos severos.

A pandemia foi controlada em julho de 2003 quando pacientes com suspeita de SARS foram isolados e todos os passageiros viajando de avião a partir de, e dentro de áreas afetadas eram testados para a infecção.

Um segundo surto aconteceu em 2004, que foi rapidamente rastreado a uma pessoa que entrou em contato direto com uma amostra de vírus de SARS em um laboratório médico na China. Por isso, nesse caso não houve contato entre um animal e um humano, ou contágio entre humanos. Não foram reportados outros casos de SARS desde 2004.

Durante o período de infecção, a SARS teve uma taxa de mortalidade de 10%. Houve um total de 774 mortes e 8098 casos reportados de SARS.

A resposta global de isolar todos os pacientes infectados o mais cedo possível após a aparição de sintomas foi bem sucedida para diminuir e finalmente eliminar transmissões futuras. Muitos anos se passaram sem a reemergência de SARS em humanos, apesar de ainda existir a possibilidade da reintrodução em humanos por meio de um reservatório natural em animais, ou por

contaminação de um laboratório de pesquisas. Isso
ressalta a importância de estarmos muito atentos
quando sintomas respiratórios severos ou atípicos
aparecerem. Devem ser adotadas práticas rigorosas para
reagir em tempo hábil nessas ocasiões, antes que a transmissão hospitalar ou a transmissão entre familiares
possa acontecer.

MERS

O coronavírus da síndrome respiratória do Oriente
Médio (MERS-CoV) apareceu pela primeira vez em
2012 como um novo patógeno viral que afeta humanos.
Todos os casos de MERS foram relacionados direta ou
indiretamente à região do Oriente Médio mas foram
observados nas fases posteriores em outros países na
Europa.

O tempo médio de incubação desse vírus foi relatado
por volta de 5,2 dias, ligeiramente mais longo do que o
do SARS-CoV. A fatalidade nos casos foi maior no
MERS-CoV, chegando a cerca de 30%. Também foi relatado que MERS causa maior interrupção da resposta
imune do corpo. A taxa de mortalidade pode ser enga-
nosa, visto que é difícil de saber quantas pessoas foram
infectadas sem mostrar sintomas ou mostrando apenas
sintomas mais brandos que podem ter sido confundidos
como sendo de outra doença, sem serem testados.

Isso marcou a segunda aparição de um coronavírus
altamente infeccioso para a população humana durante o
século XXI. Acredita-se que o MERS-CoV foi introduzido na população humana a partir de dromedários,
seguindo uma infecção por morcegos, o reservatório

natural desse coronavírus. Apesar de morcegos serem o reservatório natural, é pouco provável que todos os pacientes que ficaram doentes tivessem entrado em contato com morcegos infectados, considerando que esse tipo de interação é incomum. A transmissão zoonótica entre dromedários e humanos é descrita como contínua, o que significa que contato sem proteção com dromedários ainda hoje apresenta riscos.

O primeiro caso foi reportado em junho de 2012 em Jidá, na Arábia Saudita. Isso aconteceu uma década depois depois do primeiro surto de SARS-CoV em 2002. MERS apresentou um contágio ineficiente entre humanos, sugerindo que a transmissão zoonótica era responsável por essa infecção. Sequenciamento genético revelou a presença de RNA de CoV em amostras fecais de morcegos na África, Ásia e Europa, alguns dos quais se assemelham muito ao MERS-CoV. Evidências também foram encontradas em dromedários, que apresentavam altos níveis de anticorpos, vírus infecciosos e RNA viral, sugerindo uma infecção passada de MERS-CoV ou de algum vírus muito próximo. No leite não pasteurizado de camelos também foi encontrado o vírus, e pode ser outra fonte de infecção. Cuidados no consumo de leite não pasteurizado e estreita associação com dromedários foram emitidos pela OMS, Arábia Saudita e Catar.

MERS-CoV resulta em pneumonia aguda altamente fatal e disfunção renal seja por escassez de oxigênio ou infecção direta aos rins. Os sintomas observados incluem febre, tosse, dificuldade em respirar, garganta dolorida, dores no peito, mialgia e complicações gastrointestinais como dores abdominais, vômito ou diarreia. Durante fases iniciais da infecção o vírus é encontrado apenas no trato respiratório superior, enquanto nos estágios posteriores pode ser detectado no trato respiratório inferior. O fato de que em alguns casos foi detectado no sangue e na urina de pacientes indica que também há a possibilidade de infecção sistêmica.

Pacientes vulneráveis e imunocomprometidos apresentam maior risco de sofrer complicações mais severas após a infecção com MERS-CoV. Aqueles com maiories riscos são aqueles que sofrem com obesidade, diabetes mellitus, asma, fibrose cística, doença renal em estágio final, doenças cardíacas, hipertensão e outras condições de imunossupressão. Em casos de infecção por MERS, infecções secundárias por outros agentes também eram frequentemente reportadas.

Diferente de SARS, que foi completamente eliminada da população humana em dois anos, casos de MERS continuam aparecendo em 2020. Até os dias atuais, 80% dos casos continuam sendo relatados pela Arábia Saudita, com pessoas sendo infectadas por outras pessoas infectadas ou por meio de contato desprotegido com dromedários. Viajantes infectados geralmente estiveram no Oriente Médio. A transmissão do vírus já ocorreu em unidades do sistema de saúde em diversos países. Isso inclui transmissão entre pacientes e de pacientes a profissionais da saúde. Às vezes é difícil reconhecer os sintomas de MERS, especialmente se não forem específicos ou se forem brandos. Por esse motivo, profissionais da saúde precisam receber conhecimento e serem devidamente treinados na prevenção e controle da infecção. Essas medidas devem estar estabelecidas de modo a prevenir possíveis transmissões de MERS nessas facilidades, especialmente em áreas mais suscetíveis.

Medidas de segurança devem ser colocadas para que todos os visitantes de fazendas ou qualquer lugar onde dromedários estejam presentes possam praticar medidas higiênicas como lavar as mãos antes e depois de tocar nos animais. Contato com animais doentes deve ser evitado. Produtos de origem animal, incluindo carne e leite de camelos são considerados seguros se processados corretamente – a carne deve ser bem cozida e o leite pasteurizado. Todos os produtos animais devem ser manuseados com cuidado para evitar a contaminação cruzada de produtos não cozidos.

Lições aprendidas das ameaças de SARS e MERS

Depois de ambas as ameaças de SARS e MERS, especialistas ressaltaram a importância de um melhor entendimento do estabelecimento das infecções e a necessidade dc um sistema de medidas de controle para o caso de uma nova ameaça. O potencial de um novo coronavírus aparecer em humanos por intermédio de zoonozes sempre estará presente, pois esses vírus continuam a passar de animais. Isso é mais provável onde a interação com animais e seus habitats for mais pronunciada, onde humanos invadem áreas que antes eram habitadas por animais, e onde animais são mantidos em circunstâncias não naturais, como em gaiolas e *wet markets*.

Pesquisadores também ressaltaram a importância de isolar proteínas virais que estão mais envolvidas em infecções, de modo a desenvolver modelos para estudar a patogênese mais a fundo.

Em setembro de 2019, apenas meses antes dos primeiros casos de COVID-19 serem oficializados pela China, o *Global Preparedness Monitoring Board* (GPMB, sigla em inglês com tradução "Conselho de Monitoramento da Preparação Global") disponibilizou um relatório entitulado "Um Mundo em Risco" (*A World At Risk*). Esse é um relatório anual na preparação global para emergências da saúde. O GPMB é um órgão independente que solicita e apoia ações políticas na preparação e mitigação do impacto de emergências de saúde global. Essa assembleia foi reunida pelo Grupo Banco Mundial e pela Organização Mundial da Saúde (OMS), e baseou-se no trabalho da *Global Health Crises Task Force and Panel* (Força-tarefa e Painel de Crises Globais de Saúde, tradução livre), iniciada após a epidemia do Ebola de 2014 a 2016.

Os objetivos do Conselho eram entender a capacidade mundial de proteção durante emergências relacionadas à saúde, identificar falhas nessa preparação para mitigar essas crises de vários ângulos e instar os tomadores de decisão e líderes a adotarem medidas para a preparação. Eles focavam particularmente nos riscos de natureza biológica que poderiam resultar em epidemias e pandemias. Como resultado, eles pressionariam por ações específicas para efetuar mudanças, levando em consideração as inconsistências reveladas por surtos recentes.

O GPMB considerou o problema particular de um patógeno respiratório virulento de rápida ação que poderia ser introduzido na sociedade por vias naturais ou artificiais, com a preocupação de que o mundo não tem preparo para um evento assim. A Organização das Nações Unidas e a OMS descrevem a preparação como "a habilidade (conhecimento, capacidades e sistemas organizacionais) de governos, organizações de resposta profissional, comunidades e indivíduos de antecipar, detectar, responder efetivamente e recuperar-se do impacto de prováveis, iminentes ou atuais emergências, perigos, eventos ou condições de saúde". Significa criar mecanismos que permitirão às autoridades nacionais, organizações multilaterais e organizações de ajuda humanitária estarem cientes dos riscos e empregar funcionários e recursos rapidamente assim que ocorrer uma crise.

O GPMB definiu 7 ações urgentes que devem acontecer de modo a preparar o mundo para emergências de saúde:

1. Chefes de governo devem se comprometer ao Regulamento Sanitário Internacional (RSI) estabelecido em 2005. Eles devem investir repetidamente em gastos para a preparação. Deve haver um envolvimento contínuo da

comunidade para detectar os surtos mais cedo, controlar a disseminação, garantir confiança e promover respostas efetivas. Cada líder nacional deve reconhecer sua obrigação não apenas para com seu país, mas para com o mundo. O acordo do RSI sujeita os governos a promover a prontidão em seu país em termos da capacidade de detectar, investigar, relatar e combater ameaças à saúde. Eles também devem ter um sistema de relatórios para alertar a OMS de tais assuntos em tempo hábil.

2. Os países e organizações regionais devem dar o exemplo, prosseguindo com os compromissos de financiamento para a preparação. Eles também devem avaliar rotineiramente o progresso durante suas reuniões anuais.

3. Cada país deve ter um sistema sólido, com um coordenador independente de alto nível, que tenha jurisdição e responsabilidade.

4. O nível de preparação dos países, doadores e instituições globais deve ser para o pior cenário possível. Foi dada ênfase ao preparo para um patógeno respiratório virulento letal que causaria uma pandemia de rápida disseminação. Portanto, o relatório destacou a necessidade de ferramentas e sistemas para responder efetivamente a esse cenário: implementar medidas não farmacêuticas, identificar e sequenciar um novo patógeno, compartilhar informações com o resto do mundo e, finalmente, criar terapias, profilaxia ou uma vacina. Idealmente, a fabricação compartilhada de vacinas deve começar

poucos dias após o sequenciamento do patógeno ter sido realizado e compartilhado com o resto do mundo. Com uma preparação eficaz, o objetivo é ter uma vacina aprovada para uso dentro de semanas após a descoberta e sequenciamento do novo patógeno.

5. Instituições financeiras devem associar a preparação com o planejamento de riscos financeiros.

6. Os financiadores de assistência ao desenvolvimento devem criar incentivos e aumentar o financiamento para a preparação. Os países considerados pobres ou mais vulneráveis devem obter maior financiamento e acesso maior ou mais cedo ao Fundo Central de Resposta de Emergência das Nações Unidas.

7. As Nações Unidas devem reforçar os mecanismos de coordenação para uma resposta abrangente às ameaças e emergências à saúde em diferentes países e em diferentes contextos de saúde e emergência.

O GPMB reconheceu deficiências durante este exercício e deixou claro que embora os mecanismos de resposta tenham melhorado, como exibido pela pontualidade na detecção e resposta ao Ebola em 2018, os mecanismos existentes não eram suficientes para lidar com o enorme impacto de uma pandemia altamente letal. Eles declaram que não há investimento suficiente em pesquisa e desenvolvimento, e a infra-estrutura é de baixa qualidade para criar vacinas e formular novas terapias direcionadas. O sistema para compartilhamento de sequenciamento de novos patógenos também foi considerado ineficiente, assim como os meios de distribuição de recursos médicos limitados entre os países.

Se comparássemos com as perdas sofridas durante a pandemia de gripe espanhola, considerando a população que está quatro vezes maior e a maior facilidade com a qual as pessoas podem viajar pelo mundo, é possível que entre 50 e 80 milhões de pessoas morreriam em uma pandemia similar. Em termos de medidas econômicas, a GPMB declarou que os custos para controle de epidemia ou pandemia sobrecarregariam a economia global, com uma visão de que o mundo cada vez mais globalizado é apenas tão forte quanto seu elo mais fraco.

A preparação é dificultada pelo fato de os líderes nacionais tenderem a responder às crises de saúde apenas quando houver uma necessidade imediata, e não dedicam atenção, finanças ou recursos consistentes para impedir que os surtos aumentem. Dois terços dos países ainda não possuem a capacidade exigida no RSI de 2005. Os países de baixa e média renda ainda não conseguem lidar com os encargos financeiros necessários para manter esses sistemas de preparação.

Apenas alguns meses antes do mundo ser atingido pela pandemia do COVID-19, especialistas alertaram os governos sobre as consequências da falta de preparação contra pandemias que poderíamos estar enfrentando.

O QUE SENTIMOS DURANTE O ISOLAMENTO?

O desconforto que sentimos enquanto o COVID-19 muda a vida da forma como a conhecemos é um monstro multifacetado. David Kessler, escritor especialista em luto, compartilhou seus pensamentos sobre como o que podemos estar sentindo pode se relacionar ao luto. Reconhecer e dar nome a esses sentimentos pode ser um grande e importante passo para começar a entender o que estamos passando.

O luto apresenta diversos estágios e eles não necessariamente se apresentam de forma linear. Há também diferentes tipos de luto. Compreender os estágios do luto é uma boa forma de estar consciente do que estamos passando. Eles são: negação, raiva, barganha, depressão e aceitação.

Embora possamos estar preocupados com a morte no geral, a morte de um ente querido vulnerável ou nossa própria morte, também estamos de luto pela vida como a conhecemos. Perdemos o que considerávamos normal, perdemos as conexões que tínhamos com o mundo exterior e as pessoas que conhecemos, perdemos nossa liberdade de decidir onde ir e quando ir. Tivemos que nos contentar com novas rotinas, com trabalhos em casa não planejados que podem ser de qualidade inferior. Um plano de contingência pode ter nos atingido mais rápido do que o previsto. Perdemos o senso de futuro e não sabemos o que esperar. Não sabemos se essa tempestade vai passar, quando vai passar, nem como vamos sair dela.

O controle pode ser encontrado no estágio de aceitação desse processo e é onde reside também a força para nutrir um sentimento de comunidade. É um momento em que você pode estar fazendo coisas, ou deixando de fazer coisas, não apenas porque elas te afetam, mas também para o bem e a segurança dos outros. É o momento em que construir um forte sentimento de compaixão é vital.

PERSPECTIVA FUTURA – QUANDO TEREMOS UMA VACINA CONTRA O COVID-19?

Na metade de março a Moderna Therapeutics, empresa que desenvolveu a primeira vacina contra o COVID-19 para ser testada, administrou essa vacina para o primeiro grupo de voluntários. Os testes da vacina podem levar quase um ano, assumindo que seja provada eficaz, mas no meio tempo esse trabalho pode oferecer informações valiosas sobre como o sistema imunológico pode lutar contra os coronavírus. Isso é importante para preparar pesquisadores para qualquer novo coronavírus. Mesmo se os esforços frenéticos de cientistas para produzir uma vacina não apresentem resultado por um tempo, o trabalho deles não teria sido em vão.

Cerca de 35 empresas e instituições acadêmicas assumiram a tarefa de tentar criar uma vacina que pode prevenir as pessoas de desenvolver o COVID-19 agora e no futuro. Enquanto a Moderna Therapeutics tem começado os testes em humanos, algumas outras tem testado em animais. Especialistas de todo o mundo uniram forças e ofereceram seus conhecimentos nesse esforço conjunto. O processo de desenvolver uma vacina pôde começar tão cedo após o início da pandemia graças aos esforços de especialistas chineses que sequenciaram o material genético do SARS-CoV-2 no começo de janeiro de 2020. Com a divulgação desse código genético, pesquisadores ao redor do mundo puderam estudar o vírus e seu método de invasão de células humanas e adoecer as pessoas.

Richard Hatchett, CEO da fundação sem fins lucrativos Coalition for Epidemic Innovations (Cepi), com sede em Oslo, disse que "A velocidade com a qual temos produzido essas candidatas baseia-se muito no investimento feito em entender como desenvolver vacinas para outros coronavírus". Cepi é uma aliança global que atualmente lidera esforços para financiar e coordenar o desenvolvimento de uma vacina contra o COVID-19. Ela ajuda preenchendo lacunas críticas em pesquisas, desenvolvimento e inovação, de modo a alavancar o campo de vacinas contra doenças infecciosas.

Os coronavírus já causaram duas outras epidemias recentes, em 2002 e 2004 (SARS), e em 2012 (MERS). Em ambas as epidemias, os cientistas começaram a trabalhar em vacinas, mas os surtos foram contidos antes que as vacinas pudessem ser usadas. A empresa Moderna reaproveitou seu trabalho anterior sobre o vírus MERS, realizado no Instituto Nacional de Alergia e Doenças Infecciosas em Bethesda, Maryland (EUA). Outra empresa, também com sede em Maryland, chamada Novavax, tem também usado seu estudo anterior da SARS em seu trabalho para uma vacina, de modo a desenvolver uma específica para SARS-CoV-2, considerando que os dois vírus compartilham cerca de 80 a 90% de seu material genético.

Tradicionalmente, vacinas trabalham com o princípio de introduzir parte ou todo o patógeno no sistema imunológico humano, de modo a prontificá-lo a proteger-se criando anticorpos contra esse patógeno. Esse seria na forma de partículas inativas de vírus ou baixas doses do patógeno vivo e atenuado. Os dois métodos têm desvantagens: a forma viva pode adoecer o hospedeiro ao recuperar parte de sua virulência, enquanto partículas inativas podem não oferecer o grau necessário de proteção e pode exigir doses mais altas ou repetidas.

Estratégias mais recentes envolvem isolar o código genético das proteínas espiculares encontradas na superfície do SARS-CoV-2 (a "coroa"). Esse é então unido ao genoma de uma bactéria ou levedura, a fim de levar o microorganismo alterado a produzir a proteína. A teoria é que essas proteínas então vão estimular o corpo a produzir uma resposta imune contra eles. Esse tipo de vacina é denominada "recombinante".

HÁ CONEXÃO ENTRE A VACINA
CONTRA TUBERCULOSE E
MORTES POR COVID-19?

Em 2011 foi feito um estudo com objetivo de testar a eficácia das vacinas do bacilo Calmette-Guérin (BCG) na prevenção de infecção aguda do trato respiratório superior em idosos. Essa vacina contra tuberculose é administrada ao nascimento em países onde a doença tem sido historicamente perigosa, como na Índia. Entretanto, em alguns outros países, a vacina BCG não foi introduzida no programa universal de vacinações. Em alguns países pode ser uma opção para os pais considerarem, mas não obrigatória nem extremamente recomendada. Infelizmente, com o aumento de *anti-vaxxers* (movimento anti-vacinas), o entendimento pode se tornar errático. Em áreas mais pobres, onde o risco relativo pode ser maior, o custo e disponibilidade pode também entrar em jogo.

A vacina BCG existe há cerca de 100 anos e até hoje é a única vacina usada para prevenção de tuberculose (TB) em humanos. Sua eficácia tem sido controversa, visto que atua com um patógeno vivo atenuado. Isso significa que as partículas da bactéria *Mycobacterium tuberculosis* estão presentes na vacina, mas foram enfraquecidas e incapacitadas de infectar o corpo. O corpo então usa essas partículas atenuadas para formar anticorpos contra a bactéria em sua forma viva. Apesar de se mostrado eficaz contra formas mais graves de tuberculose, vacinas de diferentes fabricantes parecem oferecer níveis distintos de proteção. Ainda é difícil identificar qual cepa deve ser usada e um estudo mais aprofundado do genoma é necessário.

Acredita-se que a vacina contra tuberculose não apenas protege o corpo contra a bactéria em particular, mas também fortalece o sistema imunológico contra outros patógenos como vírus e parasitas. O método pelo qual isso acontece não é totalmente entendido, mas acredita-se que a vacina possa preparar o sistema imunológico para lidar com ataques de patógenos diferentes de *Mycobacterium tuberculosis*, oferecendo um atalho quando o corpo se encontra sob ataque.

De fato, foi observado que países que nunca exigiram a adoção universal da vacina BCG estavam sendo mais afetados pelo COVID-19, com maior porcentagem de mortes per capita. Por exemplo, na Itália, onde as fatalidades por COVID-19 atingiram níveis desastrosos, a vacina BCG é recomendada apenas para grupos de risco. No Japão, onde o número reportado de mortes tem sido comparativamente menor, há um programa universal de vacinas contra a tuberculose. Isso aconteceu apesar do atraso nas medidas de contenção, o que levou outros países a tecer muitas críticas. Até o começo de abril, a taxa de mortalidade no Japão era de cerca de 2% em comparação aos 12,6% observados na Itália.

A diferença no impacto que o COVID-19 causou

entre a Europa ocidental e oriental pode também ser explicado dessa forma. Um estudo recente realizado por pesquisadores do Reino Unido e dos Estados Unidos, que analisou dados de 178 países, constatou que a incidência de vacinação BCG fez uma diferença dez vezes maior na incidência de COVID-19, bem como na mortalidade. Países da antiga União Soviética (URSS) tem políticas de vacinação universal contra a tuberculose. Até o começo de abril, a Alemanha, cuja parte oriental era parte da URSS até a reunificação em 1990, registrava menos casos a cada 100 mil pessoas.

Obviamente essa informação pode ser tendenciosa – encontrar casos positivos depende do número de testes sendo realizados em casa país, e no estilo de rastreamento de contatos sendo feito. Ela não inclui os pacientes assintomáticos que podem não ter sido testados. A transparência nos relatórios é outro fator importante que deve ser sempre mantido em mente. A cultura sempre desempenha algum papel, na medida em que a frequência e o estilo das socializações e hábitos de higiene praticados farão diferença ao lidar com um patógeno que é espalhado pelas vias respiratórias.

No começo de abril, foi anunciado que pesquisas médicas estavam sendo conduzidas de forma a investigar se realmente há correlação entre a vacina BCG e baixa taxa de mortalidade por COVID-19. Esses estudos usam linhas de frente em pelo menos 6 países para fazer testes administrando a vacina, apesar de que as vacinas administradas agora podem ter um efeito diferente daquelas usadas décadas atrás. Embora possa haver vários fatores a serem mantidos em mente ao examinar a correlação entre a vacina BCG e a taxa de mortalidade, a tendência é evidente e merece uma análise mais aprofundada. Com o mundo todo lutando para conter essa pandemia e o fato de que ainda pode levar tempo até uma vacina ou um tratamento serem confirmados, pode valer a pena estudar a possibilidade de a vacina BCG oferecer alguma proteção.

CROWDSOURCING NA LUTA CONTRA O COVID-19

A pandemia do coronavírus tem evidenciado as insuficiências dos sistemas de saúde de forma severa. Nota-se que um sistema caro de mercado não está equipado para pesquisar, desenvolver e fabricar medicamentos e vacinas em tempo hábil. A previsão é de que leve cerca de 18 meses até que uma vacina esteja disponível de forma irrestrita. Como visto nos surtos anteriores de MERS e SARS, esse caso pode ter sido tratado tarde demais.

Na verdade, o mundo já perdeu muitas vidas para o COVID-19, e pode ser que ainda demore para termos uma solução real.

Crowdsourcing (em português, contribuição colaborativa ou colaboração coletiva) é um método pelo qual conexões com outras pessoas – neste caso, especialistas como epidemiologistas, pesquisadores, fabricantes de vacinas e outros cientistas no campo de testes laboratoriais e testes clínicos – são usadas para acessar um grande, relativamente aberto e crescente grupo de pessoas com objetivo de resolver um problema juntos.

O objetivo é dividir o trabalho e compartilhar informações e recursos, de modo a atingir resultados cumulativos de forma mais rápida. Esses especialistas em medicina e ciência dividem seus conhecimentos e experiências para conseguir soluções mais rápido do que se trabalhassem em times separados. É como entrar em um banco de dados, mas com um grande número de mentes pensantes com educação específica do outro lado, todos com o mesmo objetivo e focando suas energias em encontrar uma solução que funcione para todos. Esse é o poder do *crowdsourcing* e durante essa pandemia pode ser a única possibilidade de conter as mortes e chegar a soluções como vacinas, curas comprovadas e até mesmo profilaxia de forma mais rápida e segura.

Equipes que geralmente estão em disputas amigáveis – ou não tanto amigáveis – e aqueles que possuem grandes mentes e tecnologias inovadoras para esse propósito trabalham juntos porque é uma forma comprovada e intuitiva de atingir o objetivo mais rápido. Para interesse da saúde pública, essa deve ser uma forma permanente de se trabalhar? Se governos estão ajudando indústrias farmacêuticas nesse estado de emergência, não seria uma boa ideia sempre encorajar o setor privado a melhorar a preparação para essas situações?

Necessidades essenciais de saúde devem ser prioridade não apenas durante emergências dessa natureza. Entretanto, o setor privado recebe pouco incentivo para trabalhar em contramedidas para emergências de saúde futuras a não ser que o lucro esteja garantido, e a não ser que possam se preocupar menos com os abusos de patentes. O setor público talvez precise intervir e oferecer essas estruturas e garantias, para o bem de todos. Durante essa pandemia, e imediatamente após (independente de qual seja o cenário), a ciência pode reinar sobre a política e é durante esse período de reconhecimento que a importância desse financiamento deve ser ressaltada.

Como dito por Richard Hunt, do departamento de saúde nos Estados Unidos, sobre cuidar dos pacientes gravemente doentes com COVID-19: "estamos tentando pilotar o avião enquanto o construímos". Poucos meses depois que médicos encontraram o COVID-19 pela primeira vez em pacientes na cidade chinesa de Wuhuan, equipes médicas de mais de 150 países enfrentaram um número crescente de pacientes precisando de tratamento intensivo. Apesar de médicos tratarem pacientes com pneumonia grave frequentemente, o comportamento do vírus no corpo não segue os mesmos padrões, e isso dificulta o monitoramento dos pacientes em busca de deterioração ou melhoria.

A OMS vem colaborando com o que hospitais ao redor do mundo estão aprendendo sobre o COVID-19. Foi solicitado aos médicos que enviassem notas e que econtrassem informações analisando registros anônimos de pacientes que listassem procedimentos realizados, medicamentos prescritos e resultados. Entretando, falar diretamente com médicos parece funcionar melhor, e isso acontece duas vezes por semana durante reuniões virtuais realizadas pela OMS. Isso significa que o conhecimento pode evoluir rapidamente e, por causa desses padrões, pode ser revisto quando necessário.

Um novo site chamado *COVID Near You* (em português, COVID Perto de Você) foi desenvolvido pela equipe HealthMap na Escola de Medicina de Harvard (HMS) e Boston Children's Hospital (Hospital Pediátrico de Boston). *COVID Near You* encoraja as pessoas da comunidade a relatar seus sintomas em tempo real, identificados apenas pelo código postal. Isso ajuda especialistas a rastrear as regiões onde o COVID-19 está se espalhando ou diminuindo e em quanto tempo. Essa mesma ferramenta foi previamente usada para a gripe. Ela depende das contribuições da comunidade em um relatório simples e rápido que é mantido anônimo exceto pela localização.

Outro exemplo de explorar a sabedoria coletiva está sendo conduzido pela NASA (Administração Nacional da Aeronáutica e Espaço). A NASA emitiu uma chamada de *crowdsourcing* para sua força de trabalho a fim de sugerir maneiras inovadoras pelas quais a agência e seus recursos podem ajudar na atual batalha em andamento contra o SARS-CoV-2. Ao identificar as principais áreas problemáticas, e em colaboração com a Casa Branca e outros grupos governamentais participantes da resposta, a NASA decidiu concentrar seus esforços no fornecimento de equipamento de proteção individual (EPI) e equipamento de ventilação, e meios pelos quais rastrear e monitorar como o vírus é transmitido e espalhado. Essa decisão foi tomada com base na identificação das áreas mais problemáticas da época.

O foco em EPI pode levar a uma melhora no que temos – por exemplo, EPIs auto-higienizantes que não afetam a filtração e segurança do equipamento; as técnicas devem ser prontamente implementáveis, rápidas, eficazes e não alterar o funcionamento ou o ajuste mesmo após vários ciclos de descontaminação. Respiradores devem ter uma interface compreensível e ser produzidos com rapidez. Os projetos devem permitir rápida aprovação regulatória para entrega rápida a entidades públicas e privadas. A análise de dados usando os equipamentos mais inovadores da NASA pode permitir que os especialistas entendam mais sobre os padrões do

COVID-19 e também sobre seus impactos econômicos, ambientais e sociais.

A NASA anunciou um prazo final de 15 de abril de 2020 para sua equipe em todas as áreas e usará as ideias mais viáveis para maior exploração. Qualquer resultado, seja ele um produto ou um projeto, vai resultar em uma "fonte pública para qualquer empresa ou país usar", obviamente dependendo do tipo de tecnologia e recursos necessários. A NASA também contribuiu com os esforços emprestando suas capacidades computacionais e experiência em inteligência artificial a pesquisadores durante esse período difícil. As ideias da missão da NASA podem incluir soluções de telemedicina e assistentes digitais para trabalhadores médicos. Com as lições aprendidas na exploração espacial por humanos, a NASA também pode ajudar a lidar com o isolamento social e o novo modelo de trabalho em casa.

Com o jogo online Foldit, encontrado em https://fold.it/, os cidadãos podem se envolver no trabalho que os cientistas estão fazendo para encontrar medicamentos que possam ajudar a diminuir a disseminação do COVID-19. Esse jogo colaborativo permite ao público geral encontrar formas de enovelar proteínas. A forma única de uma proteína em particular, e a forma com que se enovela, dá a ela propriedades particulares. O jogo usa a mente coletiva para enfrentar o imenso número de maneiras únicas pelas quais até uma proteína pequena pode ser enovelada. Compreender qual tipo de enovelamento seria melhor para torná-la útil no entendimento de tratamentos para o vírus leva muito tempo, mesmo quando isso é feito por inteligência artificial – o que significa que quanto mais pessoas o fazem, maiores são as chances de encontrar uma solução.

Jogadores podem contribuir para a pesquisa projetando novas proteínas que podem potencialmente tratar ou até mesmo prevenir uma doença. Fazer isso por meio de um jogo que explora a criatividade e competitividade das pessoas é vantajoso pelas capacidades que o cérebro humano tem em resolver problemas e reconhecer padrões. Por outro lado, examinar essas habilidades e a forma como elas são aplicadas ao jogo ajuda os cientistas a ensinar os computadores (inteligência artificial) a enovelar proteínas mais rápido e melhor.

RACISMO E PANDEMIA

Ao final de março a China proibiu vistos estrangeiros, bloqueando efetivamente todos os cidadãos estrangeiros, até aqueles casados com cidadãos chineses. Mesmo depois que medidas de confinamento foram relaxadas é provável que sejam impostas medidas rigorosas. Por exemplo, o visto de turismo com duração de 10 anos, geralmente distribuído a americanos sem muitas restrições, pode ter sua natureza completamente alterada. Novos vistos de trabalho podem também requerer mais escrutínio, considerando que sentimentos contra estrangeiros e ocidentais parecem estar em ascensão durante esse tempo.

Foi relatado que o presidente Xi Jinping alertou as autoridades contra casos importados, embora o vice-presidente de Relações Exteriores Luo Zhaohui tenha anunciado que 9 em cada 10 dos novos casos importados da China no final de março eram daqueles que possuíam passaportes chineses. Na metade de abril, conforme a China se preparava para enfrentar a segunda onda do COVID-19, a comunidade africana em Guangzhou sofreu com o racismo que aflorou. Os africanos foram injustamente despejados de suas casas pelos proprietários sem motivo explícito, e também foram recusados em hoteis. Muitos deles não haviam viajado recentemente nem tiveram contato com pacientes testados positivos para o COVID-19. Eles também foram tratados dessa forma pelas autoridades, que os sujeitaram a testes aleatórios para COVID-19 e foram forçados a ficar em quarentena por 14 dias, apesar de não terem histórico de contato e nem estarem apresentando qualquer sintoma.

Por outro lado, a discriminação contra chineses ou qualquer pessoa com características físicas asiáticas aumentou. Como na maioria das discriminações, isso está enraizado em falsas impressões. De acordo com um relatório do FBI, comunidades asiáticas-americanas estavam em maior perigo de sofrer com atos racistas e crimes de ódio durante esse tempo. Atos como esses não são baseados na razão, então não importaria se esses asiáticos-americanos tivessem saído do país recentemente ou entrado em contato com pacientes testados positivo para o COVID-19. Na verdade, alguns deles podem nunca ter visitado a China em suas vidas, apesar de sua ascendência. Incidentes reportados incluem a recusa de serviços por parte de diversas empresas, agressões e assédio. Parte disso pode ter sido influenciado pelo vocabulário usado pelo presidente dos Estados Unidos Donald Trump e seu time, quando se referiam à pandemia, por exemplo "vírus chinês" ou "vírus de Wuhan". Entre 28 de janeiro e 24 de fevereiro, 1000 atos de xenofobia e racismo foram registrados contra os asiáticos-americanos; isso coincide com as datas em que o coronavírus começou a ser transmitido nos EUA.

Lojas administradas por asiáticos também podem estar sentindo o peso dessa pandemia, pois as pessoas tendem a evitar esses lugares com medo de contrair a infecção de seus serviços ou entrar em contato com seus produtos. Ativistas na França fizeram um cartaz que dizia "Coronavírus: tornou as pessoas mais racistas que doentes". A lista de atos xenofóbicos e discriminatórios, violência e racismo contra pessoas chinesas, e qualquer pessoa que tenha traços asiáticos em sua ascendência ou aparência, continua crescendo ao redor do mundo. Esse sentimento é estendido de indivíduos cuidando da própria vida até empresas tentando sobreviver em uma situação que já é difícil por si só. Mesmo profissionais da saúde asiáticos têm sofrido esse tratamento enquanto tentam ao máximo ajudar.

Diferenças culturais podem piorar o racismo mesmo quando atos são feitos nas melhores das intenções. Por exemplo, nativos de Hong Kong que usam máscaras durante o tempo de crise, mesmo que morem a milhares de quilômetros de distância de qualquer país asiático, é um sinal de respeito e solidariedade. A intenção aqui é proteger o usuário e proteger todos ao seu redor. Entretanto, usar uma máscara em Nova York nos dias que antecederam a chegada do vírus ao estado parecia suspeito e preocupante. Pode ter atraído atenção por todos os motivos errados, com pessoas fazendo comentários maldosos e até mesmo ameaças, e desviando de seus caminhos para evitar a pessoa.

Com essa semente crescendo no fundo da mente das pessoas, o quão difícil será repelir essas ideias no futuro?

Esse tipo de escárnio instigado por um surto de patógeno não é novo. Doenças causam incertezas e medos e isso pode facilmente se tornar discriminação, especialmente se o patógeno é novo e não se sabe muito sobre ele. Tem sido afirmado repetidamente que esse tipo de estigma pode ser perigoso e, às vezes, mais perigoso do que a própria doença. Com isso em mente, a OMS tenta evitar a escolha de nomes para doenças que encorajariam essas percepções. Uma lição foi aprendida após a nomeação do Ebola, visto que esse nome vem do rio no Congo onde o vírus foi detectado pela primeira vez. Naquele caso, os africanos foram o alvo de discriminação e crimes de ódio. HIV e AIDS são exemplos desse medo e discriminação que, apesar de são ser tão agressivo quanto em décadas anteriores, ainda permanece no século XXI. Apesar do fato de que o HIV apenas pode ser transmitido por meio de relações sexuais desprotegidas ou trocas sanguíneas (por exemplo, usando as mesmas agulhas ao injetar drogas), aqueles que são HIV positivo muitas vezes são estigmatizados e evitados, algumas vezes passivamente, mas frequentemente por crimes de ódio.

COMO SERÁ O MUNDO PÓS-PANDEMIA?

Um mundo em meio a uma pandemia parece surreal. É difícil saber o que nos espera – não apenas no futuro próximo, mas também em um futuro em que o vírus não será mais uma nova preocupação. Apesar de que uma pandemia X era esperada, e fosse mais uma questão de "quando" ao invés de "se", nada nos havia preparado para os cenários reais que temos experimentado e vamos continuar experimentando. Muitos falam de um "novo normal" e já existem referências para a forma como as coisas eram feitas "pré-pandemia". Como será o futuro?

Informação

Uma característica que distingue essa pandemia das anteriores é o prevalente uso das redes sociais e a capacidade de acessar todo tipo de informação de praticamente qualquer lugar do mundo. Isso por si só é parte integrante da crise. Há muita informação falsificada e informação que não ajuda ou que é apenas especulação. Com algumas pessoas pensando que se tornaram conhecedoras porque leram alguns artigos na internet, ou até que tiveram um pensamento complexo, é fácil ser levado a um caminho errado quando se trata de obter fatos. Graças aos seus desenvolvimentos constantes, essa pandemia nos leva a frequentemente procurar "as últimas". No desafio de tentar entender o que está acontecendo, é da natureza humana procurar saber e entender mais. O problema é que mesmo os especialistas nem sempre entendem a forma como o vírus age. Mesmo aqueles que estão compartilhando partes de informação em suas redes sociais em atos benevolentes podem estar fazendo mais mal que bem se não verificarem previamente os fatos. Verificar os fatos pode ser difícil e trabalhoso e melhor feito por especialistas. Sendo assim, esse cenário nos leva a perguntar – em quem podemos confiar?

Política vs. Ciência

Cientistas nos alertam há anos que uma pandemia poderia acontecer, com uma ênfase particular em patógenos respiratórios. Eles também têm avisado sobre o aquecimento global e a poluição, a industrialização excessiva do mundo, o perigo de destruir os habitats naturais dos animais e uma infinidade de outras questões que foram amplamente ignoradas por políticos e governos. Esse padrão de atitudes tomadas tarde demais foi ampliado nos últimos meses. Com isso em mente, quem estaremos ouvindo no futuro? Especialistas ou chefes de estado?

Assim como o 11 de setembro e a crise financeira de 2008 mudaram a forma como fazemos as coisas, estamos agora no mesmo caminho. Os cientistas podem precisar criar novas estratégias para prever o futuro usando tecnologia de Inteligência Artificial (IA), mas dessa vez o mundo deve ouvir.

Interação

Quando o pior dessa situação passar, a maioria das pessoas vai responder com um senso de alívio e uma grande apreciação pelas coisas que não foram permitidas por um tempo. Elas vão querer ver amigos, viajar, e desfrutar de atividades de lazer que estavam sendo impedidas de fazer. Mas ainda vamos ter as mesmas atividades às quais voltar? Ainda vamos conseguir comer sem pensar duas vezes onde estão sendo feitas nossas refeições e por quem?

Se for possível aumentar o acesso à educação, ainda exigiremos que os alunos estejam nas escolas para todas as aulas? Agora que o acesso é possível, aqueles que não puderem comparecer fisicamente terão oportunidades iguais em um mundo no qual provamos que a educação online funciona?

Empresas

Como a pandemia surgiu tão rapidamente e se espalhou antes que as empresas pudessem se preparar, era uma situação de "afundar ou nadar". Aqueles que conseguiram se adaptar rapidamente, aqueles que tinham planos de contingência e aqueles que tinham economias conseguiram se manter no topo da economia em crise – ou pelo menos por um tempo, com sacrifícios. Algumas empresas conseguiram rapidamente se adaptar ao modo online e mandar seus funcionários para trabalhar em casa. Outras mudaram a natureza de seus serviços e passaram a entregar produtos ao invés de ter pessoas entrando em suas lojas. Alguns setores dividiram sua equipe em turnos para que interação com várias pessoas fosse limitada.

Entretanto, trabalhadores em certos setores como turismo, hotelaria e entretenimento de repente ficaram completamente sem trabalho. Enquanto alguns serviços não-essenciais conseguiram manter seus funcionários com algum tipo de salário, a maioria não conseguiu, e isso aconteceu principalmente em áreas mais pobres ou pequenos negócios que dependem de seus lucros diários para continuar ativos. Trabalhadores que foram demitidos ou mandados para casa em licença ainda precisavam pagar aluguel e alimentar suas famílias.

Aqueles que poderiam trabalhar de casa enfrentaram problemas diferentes – por exemplo, precisar cuidar de crianças pequenas que não estavam indo à escola, ou ter apenas um computador para dividir entre um casal e seus filhos que precisavam assistir a aulas online.

O governo de alguns países ofereceu renda para aqueles que perderam seus empregos devido à pandemia, mas permanece o medo em saber se o dinheiro vai chegar às pessoas certas e se será suficiente para alimentar suas famílias.

A reabertura de negócios pode precisar ser realizada de maneira gradual e as pessoas precisarão ser criativas para manter a cabeça acima da água em uma situação em que possam precisar fechar novamente logo após abrirem. Certos cenários podem mudar para sempre. É necessário viajar para trabalho se realizamos reuniões online com sucesso? É sensato atrair milhões de pessoas de todo o mundo para uma conferência? Devemos usar meios de transporte superlotados? Quão perigoso é participar de grandes eventos? Shows e festivais serão um novo terreno fértil para a próxima pandemia? Vamos comer nos restaurantes tanto quanto costumávamos? Em quem podemos confiar?

A CHINA E OUTROS PAÍSES MANIPULARAM SEUS DADOS SOBRE O COVID-19?

Entre ser a primeira a descobrir as mortes causadas pelo COVID-19, a primeira a sequenciar seu genoma e a primeira a experimentar o surto – quantos dados da China estavam disponíveis para o mundo e quando?

De acordo com oficiais dos EUA, a China escondeu a maior parte do surto de coronavírus em seu país. Isso foi relatado em um documento confidencial para a Casa Branca. Apesar de detalhes desse documento não terem sido revelados, foi divulgado que ele continha informações sobre como os relatos da China eram "intencionalmente incompletos". As autoridades chinesas também continuaram alterando as metas de como os relatórios eram realizados, algumas vezes omitindo casos assintomáticos e depois acrescentando-os novamente. Na província de Hubei, foi relatado que milhares de urnas apareciam fora de casas funerárias, e isso não correspondia ao número de mortes relatadas.

Além de esconder a verdade de outras nações, essas discrepâncias que mais tarde se provaram falsas também causaram uma desconfiança de oficiais dentro do próprio país.

Desde o final de janeiro de 2020, pesquisadores chineses têm publicado artigos sobre o COVID-19 em revistas médicas internacionais de autoridade. Por meio deles pudemos aprender sobre os primeiros casos de infecção por coronavírus e os marcos de um surto que depois se tornou uma pandemia. Estes têm estado em desacordo com a narrativa oferecida pelo governo da China, e houve um alvoroço nas redes sociais a respeito disso. No entanto, essa liberdade de publicação foi analisada em uma reunião realizada em 25 de março de 2020 pela força-tarefa do Conselho de Estado, formada com o objetivo de lidar com a prevenção e o controle do COVID-19. Como resultado dessa reunião, foi emitida uma diretiva que descrevia um processo de verificação desses documentos. Antes de permitir a publicação, os trabalhos precisariam de várias aprovações – dos comitês acadêmicos das universidades, depois do departamento de ciência e tecnologia do Ministério da Educação e, finalmente, da força-tarefa do Conselho de Estado. A diretiva afirma que "trabalhos acadêmicos que tentam rastrear a origem do vírus devem ser rigorosamente administrados".

Um pesquisador chinês anônimo conversou com a CNN sobre suas preocupações de o governo chinês estar tentando mudar a narrativa em relação a como e onde o vírus teve origem. Uma das universidades mais importantes da China, a Universidade Fudan em Xangai, publicou isso em seu site oficial e como resultado o site foi tirado do ar. A Universidade de Geociências da China em Wuhan também fez um anúncio parecido e teve sua página removida. Outros pesquisadores relataram que seus trabalhos publicados em fevereiro não haviam sido submetidos a esse escrutínio antes de sua publicação e, portanto, há suspeita de que talvez algumas informações sensíveis tenham sido publicadas que colocaram o governo da China em uma posição difícil. Parece que partes das redes sociais na China e o governo do país estão questionando a origem do vírus e enfatizaram repetidamente que a origem exata não foi confirmada.

A transparência dos relatórios no país onde o vírus se originou é importante porque a resposta no resto do mundo foi amplamente influenciada por essas informações iniciais. Meses depois, vendo o que aconteceu na Itália e na Espanha, as informações não são iguais e a extensão em que o vírus estava se espalhando era subitamente muito mais alarmante. Para os países atingidos com muita força, as informações emergentes não eram de uso suficiente, pois era tarde demais para salvar as milhares de vidas que poderiam ter sido poupadas.

Na metade de abril a China mudou o número oficial de mortes causadas pelo novo coronavírus. Em um dia, eles adicionaram 1290 mortes atribuídas à infecção pelo COVID-19 em Wuhan e, consequentemente, outros 325 casos confirmados. Essa declaração eleva o total de mortes em um terço para 3869, com o número total de casos relatados em 50.333. Com o número de mortos em Wuhan passando de 2579 para 3869, o número revisado mostra um aumento de 50%, o que significa que eles anteriormente ocultaram ou deixaram de declarar metade do número de mortos. As autoridades disseram que isso aconteceu porque, nos estágios iniciais da pandemia, as pessoas começaram a morrer em casa e a equipe médica estava sobrecarregada demais cuidando daqueles que tinham a chance de salvar para relatar as mortes. Assim, eles explicaram, houve um atraso na compilação dos números finais de várias entidades governamentais e privadas.

Essa não foi a primeira vez que números foram alterados pela China, e essas declarações ocorreram por conta de confusão, dúvida e desconfiança anteriores. Também houve discrepâncias na maneira como os chineses avaliaram seus casos, omitindo casos positivos sintomáticos em sua contagem. Isso tornou difícil fazer comparações com outros países do mundo todo e renovou a dúvida sobre a transparência da China durante essa crise.

Isso nos leva de volta ao início da pandemia e às decisões cruciais tomadas pela China durante esse período crítico. À luz do desenvolvimento que revelou como a doença estava realmente progredindo, outros países teriam feito as coisas de maneira diferente se o número de mortes anunciadas estivesse mais próximo da verdade? Devemos acreditar nesses novos números agora?

Um relatório da Associated Press afirmou que as autoridades chinesas menosprezaram o que sabiam ser uma situação perigosa quando tiveram conhecimento do vírus e que sabiam que isso poderia causar uma pandemia. A implicação é que, quando o surto começou em Wuhan, os líderes do país ocultaram as informações disponíveis por 6 dias – informações que poderiam ter ajudado a diminuir o impacto do vírus no resto do mundo. Essas alegações são baseadas em revelações de documentos confidenciais elaborados após uma teleconferência com a Comissão Nacional de Saúde da China. Em um desses documentos, um dos principais especialistas em saúde da China alertou que o surto viral "provavelmente se tornará um grande evento de saúde pública". Ele comparou o desafio ao surto de SARS, dizendo que era o mais grave desde então.

Datas importantes em janeiro de 2020 revelam um conflito entre as informações conhecidas nos círculos internos e as ações sendo realizadas em público. Na metade de janeiro (dia 14), os focos de casos sugeriam que transmissão entre humanos era possível e que provavelmente já estava acontecendo. Mesmo assim a severidade da situação continuou sendo menosprezada ao público no dia 15. Três dias depois disso, Wuhan precisou ser colocada em confinamento. No meio tempo, com Wuhan sendo um grande centro pelo qual dezenas de milhares de pessoas transitam, o vírus estava se espalhando – supostamente despercebido. Para piorar a situação, esse período de tempo coincidiu com o Ano Novo Chinês, durante o qual é comum que muitas pessoas viajem. Estima-se que 5 milhões de pessoas deixaram Wuhan, o epicentro do surto de COVID-19, antes que as viagens fossem proibidas no dia 23 de janeiro de 2020. Em um artigo nomeado *"Effect of non-pharmaceutical interventions for containing the COVID-19 outbreak in China"* (em português, "Efeito de intervenções não-farmacêuticas para conter o surto de COVID-19 na China"), (Lai, Ruktanonchai, Zhou et al.), foi revelado que se métodos de contenção tivessem sido aplicados 7 dias mais cedo na China, as infecções teriam sido reduzidas por até dois terços. As infecções teriam sido 95% menores se intervenções não-farmacêuticas tivessem sido aplicadas três semanas antes.

Na metade de abril, o presidente dos Estados Unidos Trump decidiu interromper o financiamento à OMS, por achar que eles não haviam lidado bem com a pandemia de coronavírus, especialmente apontando o primeiro surto na China. Ele declarou que a OMS falhou em seus deveres e tem incentivado a "desinformação" da China. Ele insistiu que a OMS era diretamente responsável pela magnitude dessa pandemia, e que eles deveriam ter declarado a pandemia mais cedo no ano. Isso apesar de ele também ter menosprezado publicamente o surto de coronavírus no começo de sua transmissão aos EUA, e mais tarde declarar que ele já sabia que seria uma pandemia antes mesmo de a OMS declarar estado de emergência.

Apesar de apontar esses erros cometidos no começo do surto pelo novo coronavírus, vários países e até alguns estados dos EUA continuaram cometendo os mesmos erros adotando intervenções não farmacêuticas de maneira tardia. Isso também permitiu que a infecção se espalhasse rapidamente porque, como vimos, leva apenas um pequeno atraso para que os números cresçam rapidamente.

Essa diminuição dos números para proteger a reputação de "regimes" é uma ação suspeita em diversos países. Oficiais ocidentais suspeitam que Irã, Rússia, Indonésia e Coreia do Norte estejam ocultando alguns números. Em 12 de abril de 2020 a Coreia do Norte ainda não havia relatado nenhum caso, negando que o COVID-19 tenha infectado alguém no país. Na mesma data, o Vietnã havia reportado apenas cerca de 250 casos e nenhuma morte, apesar de ter uma extensa fronteira com a China. Nações de tamanhos similares e que se encontram na mesma região tiveram uma incidência muito maior de casos. E isso apesar de os dois países (Vietnã e Coreia do Norte) não terem os mesmos recursos de muitos dos países próximos. Embora não seja possível medir com precisão a disseminação na comunidade nesse momento, os baixos números relatados estão por trás de uma agenda política.

Em alguns países, pode ser que a falta de testes faça a diferença, mas em outros os números podem estar sendo alterados de propósito. A capacidade de "achatar a curva" é uma das formas de medir o sucesso de um país em lidar com a crise. Se os objetivos são políticos, pode ser contraintuitivo tornar oficiais os números reais e revelar o quanto o país tem sofrido nesse tempo.

Rastrear o número de mortes causadas pelo COVID-19 pode ser complicado, considerando que a causa da morte nem sempre é imediatamente aparente. Indiretamente, pessoas que morreram por outros motivos poderiam ter sido salvas se não fosse pelo sobrecarregamento do sistema de saúde. Eles podem ter adiado ir ao médico ou ao hospital por medo de serem infectados, ou porque essa ajuda pode ter parecido menos disponível, diminuindo assim sua chance de sobrevivência. Pacientes morrendo em hospitais ou em casa por outras complicações precisam de investigações mais profundas para confirmar se foram ou não infectados com SARS-CoV-2 e se esse foi um fator determinante em sua morte, e isso cria um atraso na forma como os dados são relatados. Essas discrepâncias são observadas quando analisada uma medida chamada "excesso de mortes". Ou seja, o número de mortes que ocorreram durante um período de tempo em comparação com o mesmo período de tempo (e na mesma área) nos anos anteriores. Ao observar esses dados históricos, podemos ver a diferença entre o que pensamos serem mortes pelo COVID-19 e o que pode realmente ser o número real de pessoas que foram vítimas do vírus ou da falta de cuidados.

Ao fazer essas observações das taxas de mortalidade, feitas pelo escritório nacional de estatística no final de março, notou-se que alguns países (como a Itália) apresentaram um excesso de mortes que era o dobro da contagem oficial do COVID-19. É possivel assumir que países mais pobres estão em uma situação ainda pior, e talvez nunca saberemos exatamente quantas pessoas morreram por conta do COVID-19 ao redor do mundo. Isso se torna especialmente verdadeiro nos países onde há menor disponibilidade de testes. Giorgio Gori, prefeito de Bérgamo, se referiu à contagem oficial de mortos como "a ponta do iceberg", reconhecendo que muitas pessoas na verdade estavam morrendo em suas casas e não estavam entrando na contagem oficial do ministério da saúde. A verdadeira quantidade de mortes nessa região da Itália, que foi a mais gravemente atingida, pode ter sido 120% maior do que o número oficial declarado.

Na Espanha, o total de mortes sugere que o número real seja cerca de 60% maior do que o número declarado. No Reino Unido o total de mortes foi revisado, de 4300 para 6200 em um período de 4 semanas em março de 2020, mas os registros oficiais mostram que o verdadeiro excesso de mortes chega a 7000. Com exceção de Nova York, a maioria dos estados nos EUA não publicam a contagem oficial de mortes. Essa tendência de que a contagem oficial de mortes deve ser extrapolada para então incluir o número real de mortes causadas pelo COVID-19 foi observada em Nova York e pode-se presumir que isso tenha sido o mesmo em outros estados também.

Poder político também é demonstrado na maneira com que as notícias são divulgadas. Por exemplo, no Vietnã apenas o Ministro da Saúde pode anunciar o número de casos positivos de COVID-19 que foram registrados. Quaisquer outras contagens não são consideradas oficiais, mesmo que tenham sido divulgadas por hospitais e clínicas, e essas entidades podem sofrer penalidades se divulgarem tais números. O Partido Comunista do Vietnã (PCV) estava lidando com uma inquietação entre seus cidadãos em janeiro de 2020, após uma disputa de posse de terra profundamente enraizada. Depois de protestos contra políticos nas redes sociais, uma extensa censura foi posta em prática. O surto de COVID-19 deu ao PCV a oportunidade de se gabar de seu modelo eficaz, que manteve o custo e o número de vítimas baixos, com o objetivo de provar que está priorizando o bem-estar de seu povo.

As instituições da Coreia do Norte estão em uma posição parecida, em que relatos de infecções positivas podem facilmente ser censuradas. Entretanto, no dia 10 de março o *Daily NK*, um jornal online da Coreia do Sul que se concentra em questões norte coreanas, anunciou que o surto já havia matado 180 soldados norte coreanos e que outros 3700 foram colocados em quarentena entre janeiro e fevereiro. O jornal também reportou que líderes militares da Coreia do Norte supervisionavam o saneamento de áreas onde soldados estavam morando. A Coreia do Norte nega essas informações, mas pela primeira vez não mencionaram perdas econômicas sofridas por conta do surto do vírus. A Coreia do Norte também colocou em quarentena cerca de 10 mil outras pessoas, o que pode incluir cerca de 380 estrangeiros, e tem liberado conforme essas pessoas não apresentassem sintomas, apesar de afirmarem que nenhum caso foi encontrado. No final de março, discretamente pediram ajuda a líderes de outros países, incluindo ajuda com suprimentos médicos necessários para combater o novo coronavírus. Persistem as preocupações de que a situação pode estar fora de controle ou próxima disso, e que a situação tem sido ocultada do resto do mundo.

Embora seja possível que os dois países tenham

conseguido adotar medidas para manter o vírus sob controle em movimentos que tiveram muito mais sucesso do que em outros paíseṣ asiáticos, ambos têm importantes agendas políticas que tornam a situação duvidosa.

Essas discrepâncias levam a uma falta ainda maior de entendimento do cenário global. Se as mortes estão sendo ocultadas ou disfarçadas como tendo outras causas, podemos nunca saber a extensão exata dos danos que o SARS-CoV-2 tem causado. Sem uma visão global completa, talvez nunca saibamos o quanto poderíamos ter feito se soubéssemos a extensão total do poder desse vírus em um estágio anterior.

Então existem os países e líderes que estão se aproveitando da situação ruim para perpetuar suas agendas. Levando o presidente da Rússica Vladimir Putin como exemplo, que se empenha em convencer o resto do mundo de que o novo coronavírus é uma invenção humana, especificamente inventado pelos estadunidenses, em seu grande objetivo de destruir a reputação do ocidente. Ele cumpre seus objetivos plantando desconfiança pelas instituições mais importantes cujo objetivo é proteger a saúde dos cidadãos, como o CDC (Centros de Controle e Prevenção de Doenças) e o exército. Conforme a pandemia tem se espalhado pelo mundo, também ocorre um tsunami de informações falsas, o que a OMS chamou de "infodêmico". As pessoas estão compreensivelmente confusas e preocupadas com a enxurrada de informações que encontram, e é fácil entrar nessa tensão disseminando teorias da conspiração e notícias falsas.

Com essas desinformações, os agentes de Putin têm tentado plantar a desconfiança em vacinas. Apesar do fato de que, durante uma reunião televisionada em 2018 ele ter advertido os pais que decidem não vacinar seus filhos, dizendo que eles estão pondo em perigo a vida das crianças, ele tem trabalhado para gerar dúvidas em relação a vacinas entre os estadunidenses. A ameaça do autismo ainda é discutida, apesar do fato de esta teoria já ter sido refutada diversas vezes por especialistas. No entanto, com essas mensagens insidiosas sendo propagadas por milhares de *trolls* contratados nas redes sociais, especialmente no Twitter, e com porta-vozes sendo incentivados a insistir nas informações erradas, a mensagem simplesmente não vai desaparecer para sempre. O surto de coronavírus está sendo descrito como uma arma projetada com o objetivo de destruir a China ou com o objetivo de controle populacional.

Não é a primeira vez que esse método tem sido empregado para gerar desconfiança em instituições estadunidenses de dentro do próprio país. O mesmo aconteceu durante o surto de Ebola e, antes, durante a crise de HIV. Ambos foram descritos como vírus pré-fabricados com uma agenda para usar outras populações como cobaias, ou como armas raciais para matar pessoas negras.

QUANDO AS COISAS VÃO VOLTAR AO NORMAL?

Pensa-se que quando um número suficiente da população, talvez cerca de 60% ou mais de nós se tornar resistente ao COVID-19, será suficiente para restringir a transmissão de pessoa para pessoa. Ninguém sabe se contrair a infecção, sintomática ou não, fará com que você seja resistente a novas infecções. Quando um patógeno ataca o corpo, o corpo às vezes possui informações suficientes para ser capaz de produzir anticorpos específicos ao patógeno encontrado. Isso acontece de modo que se o corpo entrar em contato com o mesmo patógeno mais uma vez, ele já terá construído um sistema de defesa para se livrar dele de forma mais rápida e mais eficiente, com menos danos causados ao corpo. As vacinas funcionam pelo mesmo princípio, que é induzir o corpo a produzir anticorpos contra o patógeno sem causar a doença em si. Às vezes, como um efeito colateral de tomar uma vacina, pode ocorrer sintomas brandos da doença da qual você está sendo protegido.

Anticorpos podem ser obtidos por meio de um componente do sangue denominado soro de pacientes que já tenham ficado doentes e posteriormente curados. A mensagem que os anticorpos criam no corpo permanece, especialmente quando se trata de um vírus. Em alguns casos, anticorpos de soro sanguíneo também podem ser obtidos de animais de modo a facilitar a detecção de sua presença no soro humano. Alguns estudos mostram que pode haver relação entre anticorpos isolados de outros coronavírus como aqueles que apareceram durante os surtos de SARS e MERS. Isso significa que o processo pode ser acelerado conforme aprendemos mais sobre o que podemos usar, em termos de informação que já existe, durante a pandemia do COVID-19.

A chamada "imunidade de rebanho" ou "imunidade de comunidade" é o princípio no qual a vacinação funciona. Como uma pequena porção de indivíduos é incapaz de tomar uma vacina, e outra parte da população sofre de um sistema imunológico comprometido, a população em geral ainda carrega uma imunidade se a maioria das pessoas estiver protegida. Este nível varia de acordo com cada doença infecciosa. Por exemplo, se uma pessoa contrair sarampo mas está cercada de pessoas que estão vacinadas, a doença não vai ser passada a outra pessoa. Entretanto isso só funciona se a maior parte das pessoas em uma comunidade estiverem vacinadas. No caso do sarampo, 19 a cada 20 pessoas precisam estar vacinadas para que haja proteção suficiente, e mesmo assim não é uma garatia de proteção àqueles que não estiverem vacinados. No momento em que a porcentagem de pessoas vacinadas começa a diminuir, o risco de um surto se torna iminente. Dessa forma, imunidade de rebanho não dá uma boa proteção a um indivíduo, mas a vacina sim.

A volta do "normal" provavelmente vai acontecer de forma gradual. Considerar as opções entre possivelmente colocar mais pessoas em risco e sobrecarregar o sistema de saúde, e proteger a economia bem como a saúde mental daqueles milhões de pessoas afetadas pelas medidas de confinamento é extremamente difícil. O novo coronavírus tem se espalhado tão rápido que especialistas não tiveram tempo hábil de aprender o suficiente sobre ele para prever como a doença vai progredir ou se humanos serão capazes de produzir os anticorpos certos para proteção. Dar a eles tempo, o que pode ser feito com os métodos de "achatamento da curva", é a melhor opção. A transparência dos países sobre o que acontece com seus casos de COVID-19 também é crucial, mas um meio no qual infelizmente não podemos confiar no cenário político atual.

Pedir às pessoas que fiquem em casa e fechar negócios que não são considerados como serviços essenciais é feito com o objetivo de desacelerar a taxa com a qual as pessoas estão contraindo o COVID-19. Isso não significa que o número total de pacientes testados positivo vai diminuir no geral, mas que pacientes que precisam de cuidado hospitalar serão escalonados para garantir que todos possam ser tratados. Alguns pacientes, de todas as idades e com qualquer histórico médico, vai precisar de cuidado intensivo durante sua infecção com o COVID-19. Manter o número de casos graves baixos e dispersos diminui a chance de alguém não conseguir receber o tratamento apropriado. Embora alguns casos não possam ser ajudados, especialmente se os pacientes são idosos e com outras condições subjacentes, a maioria das pessoas com a doença grave vai sobreviver se os cuidados adequados e em tempo hábil estiverem disponíveis. No meio tempo, enquanto ainda existem medidas postas para diminuir a velocidade do contágio, os hospitais terão tempo de aumentar suas capacidades tanto em termos de leitos quanto em termos de equipamento e equipe necessária para a maior demanda. Na maioria dos países, isso ainda deixa os hospitais com capacidade insuficiente para a taxa na qual a infecção pelo SARS-CoV-2 se espalha.

As necessidades de cada região geográfica são diferentes e, embora os dados compartilhados possam ser úteis, os epidemiologistas ainda estudam as necessidades de cada região em particular. Por exemplo, no caso do COVID-19, certos fatores como a demografia do envelhecimento da população, a densidade da população e a presença de outros fatores comprometedores entram em jogo. A intensidade da resposta e o tempo de cada elemento nessa resposta precisam se correlacionar diretamente com as necessidades de uma região específica.

Até a metade de abril, a maioria dos países já tinham passado por graus variáveis de confinamento, "abrigo no local", ou confinamento parcial e medidas de distanciamento físico. Mesmo assim, ainda não havia medidas farmacêuticas comprovadas nem vacinas eficazes no horizonte, apesar dos testes sendo realizados. Com esse conhecimento duvidoso e o mundo parado, as autoridades precisavam julgar quais medidas estavam fazendo mais mal do que bem. Um elemento importante continua sendo a capacidade dos hospitais e os cuidados disponíveis em cada país, estado ou região. Conforme os números diminuem e fica claro que os hospitais podem gerenciar uma quantidade substancial de pacientes, pode ser hora de relaxar as medidas de maneira controlada. Infelizmente, isso pode precisar de um pouco de experimentação e a possibilidade de voltar atrás em algumas medidas por um tempo até que os resultados sejam mais claros.

Mais tarde em abril, quando alguns países pareciam

ter atingido picos, e até quando os casos começaram a declinar em algumas áreas, a conversa voltou-se para o relaxamento de restrições. A OMS sugeriu enfaticamente fazer isso em fases e o diretor-geral Tedros Adhanom Ghebreyesus realizou uma reunião virtual na qual comunicou isso às principais economias globais do G20 em 19 de abril de 2020. Ele reiterou que os países estavam em diferentes estágios da resposta e que eles deveriam considerar as restrições mais flexíveis não como o fim da pandemia, mas como o início de uma próxima fase dela. Ele enfatizou que agora é a hora de esses países "educarem, envolverem e capacitarem seu povo para prevenir e responder rapidamente a qualquer ressurgimento", e que os sistemas de saúde devem permanecer vigilantes para detectar, testar, isolar, cuidar de todos os casos, e analisar todas as transmissões possíveis de contatos. O relaxamento de tais medidas provavelmente causará uma segunda onda de casos e o reaparecimento de um fardo para os hospitais.

Um estudo publicado no início de abril investigou as diferenças no número básico de reprodução R_0 que ocorrem em diferentes áreas. Foi estimado que fosse por volta de 2 a 3 em média. Entretanto, foram observadas variações em alguns países onde diversos dos casos positivos foram trazidos pela primeira vez por viagens e depois foram vistos menos casos secundários do que o esperado. Isso pode ser um indicativo de quem nem todos os casos sintomáticos apresentam o mesmo grau de transmissão secundária, o que também mostrou-se provável nos surtos passados de coronavírus (SARS/MERS). Parece haver uma variação em nível individual, o que significa que algumas pessoas podem ser "superespalhadoras".

Os "superespalhadores" são pessoas incomumente

contagiosas, que demonstram maior probabilidade de transmitir o vírus do que outras pessoas infectadas. Acredita-se que isso acontece por conta da forma como o sistema imune do indivíduo funciona, fazendo com que a pessoa libere em maiores quantidades o vírus ao ambiente quando tossem ou espirram. Se esse for o caso com o COVID-19, pode ser um fator importante na prevenção do contágio. Os resultados fazem sentido no contexto dos eventos superespalhadores que foram observados durante esses primeiros meses da pandemia, com vários países já tendo passado pelas fases de contenção e mitigação.

Há um potencial em investigar quem são esses supe-respalhadores, e como os eventos superespalhadores afetaram as transmissões. Isso pode levar a novas estratégias para proteção das pessoas desses comparavelmente pouco frequentes eventos superespalhadores. Se qualquer área decidir relaxar os métodos de distanciamento social, estratégias devem ser colocadas para testar aqueles que apresentem (mesmo que leves) sintomas, isolando aqueles com sintomas e aqueles com resultados positivos, e fazendo rastreamentos aprofundados e rápidos para estabelecer se qualquer contágio ocorreu. Mudanças comportamentais devem ser rápidas também, com a auto-quarentena se tornando parte de nosso estilo de vida por enquanto. As capacidades de testes devem continuar fortes e eficientes até que esses riscos do SARS-CoV-2 sejam revertidos.

Pode ser que ainda demore muito para que não estejamos mais convivendo com o COVID-19. Devemos nos manter atentos ao que acontece e a possíveis mudanças, levando em consideração a taxa de transmissão que acontece na área, as capacidades hospitalares, as capacidades de testar pacientes, e outros comportamentos da

população que podem afetar a conhecida "curva". Auto-
quarentena deve ser tratada com responsabilidade e seri-
edade, e deve ser apoiada por patrões e governos de
forma a torná-la viável.

Certas práticas precisam permanecer como hábitos
para o bem coletivo – hábitos de higiene, automonitora-
mento de doenças, a proteção de indivíduos mais vulneráveis, acesso financiado a testes rápidos e
acompanhamento clínico daqueles que apresentam
sintomas são alguns exemplos. Ambientes de altos riscos
devem ser monitorados com mais atenção, e qualquer
sinal de uma doença deve ser prontamente examinado.
Uma observação próxima deve permanecer em atividades que fazem com que as pessoas se reúnam em
grupos. Se trabalhos puderem ser feitos remotamente,
talvez seja uma boa ideia algumas empresas manterem
esse formato de agora em diante.

Esse ato de equilíbrio é responsabilidade de todos –
porque mesmo quando os especialistas dão orientações,
sugestões e até mesmo ordens, cabe aos cidadãos tomar
cuidado e medidas de precaução quando for necessário.
É claro que é importante observar as necessidades
humanas básicas e as construções sociais que mantêm a
sociedade em bom funcionamento e os humanos saudáveis mental e fisicamente. Uma ênfase deve ser colocada
nas decisões tomadas com base em dados. Monitoramento minucioso e flexibilidade são cruciais e isso
precisa ser comunicado de maneira eficiente diante do
medo e da dúvida.

A SEGUNDA ONDA

Ao final de abril e começo de maio, diversos países e estados dos EUA já estavam planejando relaxar suas medidas de distanciamento físico e confinamento. Isso preocupou o CDC, a OMS, a agência de saúde das Nações Unidas (ONU) e outros especialistas que acreditam que seja uma decisão prematura, especialmente se feito sem antes fortalecer o sitema de saúde. Na metade de abril, quando a Áustria, a Dinamarca, a Espanha e a Itália começaram a relaxar suas medidas de confinamento, a OMS reiterou que táticas rígidas devem ser adotadas contra o vírus. Elas foram destacadas como sendo as estratégias para encontrar, isolar, tratar e rastrear casos de pessoas potencialmente infectadas. Eles também ressaltaram que deve ser feito mais para descobrir os casos positivos com sintomas brandos ou inexistentes, e rastrear os contatos desses casos.

Apesar de alguns países como a Espanha e a Itália já estarem começando a ver a declaração de novos casos positivos, em outros como o Reino Unido e a Turquia, os casos ainda estavam aumentando. Isso causou um cenário muito diverso que tornou difícil a tomada de decisões sobre diminuir as restrições. Isso mostrou que as transmissões ainda não estavam sob controle. E com diferentes países tendo diferentes capacidades de testar pacientes, é também difícil de saber o cenário real.

Igualmente importante é ter certeza de que os sistemas nacionais de saúde têm suporte e que os profissionais da saúde estão conseguindo lidar com a situação e descansar o suficiente. Em alguns países a falta de EPI e boas condições para os funcionários é chocante; uma segunda onda apenas enfraqueceria um sistema que já está sob muita pressão.

Em países onde as medidas de quarentena têm diminuido, uma segunda onda no aumento de casos positivos ocorreu. Por um lado, países não podem prolongar as medidas rígidas por muito tempo devido a perdas econômicas e à saúde mental da população. Por outro lado, diminuir as restrições cedo demais pode resultar em um cenário ainda pior onde a decisão deve ser revisada rapidamente e talvez com resultados drásticos.

Algumas pessoas foram mais atingidas que outras, especialmente se elas já estavam à beira da pobreza e foram demitidas ou dispensadas por seus patrões. Aqueles vivendo em moradias superlotadas e condições de pouca higiene de repente se encontraram em situações horríveis. Não é possível estar fisicamente distante se você vive com muitas pessoas em um único cômodo.

Nos Estados Unidos, onde a pandemia atingiu com mais força e já deixou mais de 50 mil mortos até o final de abril, as pessoas estão protestando pelo fim das medidas de confinamento. Essas restrições estiveram em vigor em diferentes graus por quase dois meses. Os manifestantes se reuniram dentro e fora dos prédios do governo, desobedecendo as medidas de distância física ao fazê-lo. Eles têm interrompido o tráfego nas ruas das cidades e exibido cartazes que questionam a exigência de medidas contínuas de quarentena, alguns chegando ao ponto de chamar de crise "falsa". O presidente Trump parece estar do lado dos manifestantes em uma série de *tweets* emocionados, como *"Liberate Virginia!"* (em português, "Libere Virgínia!").

POSSÍVEIS TRATAMENTOS E TESTES CLÍNICOS EM ANDAMENTO

Na segunda metade de abril de 2020 já havia mais de 2 milhões de casos positivos e mais de 160 mil mortes causadas pelo COVID-19. O mundo estava se apressando para encontrar um tratamento, cura ou vacina para esse vírus que parecia quase fora de controle. O mundo da medicina nunca havia visto nada parecido com esse esforço conjunto, com grandes empresas de renome unindo forças e deixando de lado as diferenças na corrida para encontrar o primeiro tratamento comprovado.

Em apenas alguns meses da propagação da doença, os pesquisadores já haviam iniciado mais de 180 testes clínicos, desde a investigação da vitamina C até antivirais reaproveitados, imunomoduladores, medicamentos antiparasitários, terapias combinadas, entre outros. Como a maioria dos testes clínicos nunca chega ao estágio de aprovação, faz sentido buscar várias opções diferentes em uma fase em que cada dia, semana e mês que passa faz uma enorme diferença. Também é importante aumentar as chances nesse momento em que aprendemos continuamente mais sobre o SARS-CoV-2 e o que pode funcionar para tratá-lo.

Alguns especialistas têm criticado esses esforços, dizendo que eles têm sido amplamente descoordenados apesar de haver a melhor das intenções. A quantidade de evidências em relação a alguns medicamentos sendo testados tem sido baixa, já colocando-os em uma posição improvável. Isso não surpreende, considerando que durante uma pandemia não temos o tempo ao nosso lado, e os cientistas podem ser atrasados pela burocracia envolvida em coordenar os esforços. Isso é uma faca de dois gumes e um dilema complicado – por um lado tentar avançar rápido e por outro perder muito tempo em pesquisas antes de conseguir testar.

A OMS, em conjunto com alguns parceiros, começou a realizar um grande estudo internacional de quatro sugestões de tratamentos contra o COVID-19, projeto chamado *Solidarity* (em português, "solidariedade") em março de 2020. O objetivo é envolver quantos pacientes em quantos países for possível de modo a alavancar a procura por um tratamento contra o COVID-19. A esperança é de mitigar o risco de pequenos testes não produzirem resultados satisfatórios e as fortes evidências necessárias para estabelecer e comparar o desempenho relativo dos diferentes métodos. Na primeira semana de abril de 2020, mais de 90 países já estavam envolvidos no projeto *Solidarity*, com o fornecimento de métodos simples para facilitar a participação até dos hospitais mais sobrecarregados.

Na metade de abril ainda não havia evidências suficientes para indicar o uso de qualquer tratamento, exceto no contexto de um teste clínico, e não era recomendado que os hospitais ou médicos ao redor do mundo tentassem prescrever qualquer desses tratamentos por conta própria. As diretrizes nesse momento apoiavam apenas o uso de tratamentos padrão para aliviar sintomas quando fosse necessário.

Sem tratamentos comprovados estabelecidos até o momento de escrita desse texto, o tratamento padrão para os pacientes sintomáticos de COVID-19 é o tratamento de suporte. Febre e tosse são tratadas com medicamentos estabelecidos. O cuidado também inclui o uso de oxigênio ou respiradores mecânicos, dependendo da gravidade do paciente.

O teste clínico da OMS – *"Solidarity"*

A OMS, juntamente com diversos países participantes, decidiu testar a eficácia de vários tratamentos de modo a encontrar uma cura para o COVID-19 da forma mais rápida e eficiente possível. Esses testes seriam conduzidos nos hospitais desses países, diretamente em pacientes infectados e em conjunto com qualquer outro procedimento padrão necessário, dependendo dos sintomas. O esperado é que, a partir da comparação de tratamentos entre si, será possível chegar mais perto de entender qual deles é mais eficaz contra a doença.

O Dr. Tedros Adhanom Ghebreyesus, diretor-geral da OMS, comentou sobre os testes: "estou feliz que tantos países tenham se juntado ao projeto *SOLIDARITY* que vai nos ajudar a avançar rapidamente e em grande volume. Quanto mais países se juntarem ao *SOLIDARITY* e outros grandes estudos, mais rápido seremos capazes de atingir resultados sobre quais medicamentos funcionam, e mais vidas seremos capazes de salvar".

EIDD-2801

EIDD-2801 é um novo fármaco experimental (*Investigational New Drug – IND*) que o *U.S. Food and Drug Admnistration* (FDA, em português Administração de Alimentos e Medicamentos) autorizou para uso contra o COVID-19. No dia 13 de abril de 2020 foi liberado para testes em humanos. Ele age como um antiviral de amplo espectro e tem mostrado eficácia contra os vírus da influenza e do Ebola, dentre outras infecções. Atua na prevenção da replicação do vírus SARS-CoV-2 no corpo. Em modelos animais, inibiu a replicação viral de SARS-CoV-2 e MERS. Os testes clínicos com pacientes humanos estão em andamento e ainda não produziram resultados definitivos.

Remdesivir

O Remdesivir é outro medicamento antiviral que foi originalmente usado para o tratamento de infecções de Ebola e vírus de Marburg. É um fluido administrado intravenosamente (terapia intravenosa, em inglês *I.V. infusion*) que tem mostrado atividade *in vitro* bem como *in vivo* contra o SARS-CoV-2. Apesar de ter sido originalmente formulado para o Ebola, ele não se provou tão efetivo quanto outros tratamentos na época. Depois foi usado com sucesso em estudos com animais para outros tipos de coronavírus. No dia 3 de abril a Agência Europeia de Medicamentos (EMA – *European Medicines Agency*) anunciou recomendações para uso de remdesivir como "medicamento compassional", ou seja, o uso de um medicamento que ainda não foi aprovado em um paciente severamente doente quando nenhum outro tratamento está disponível.

Outros antivirais como favipiravir, oseltamivir e ribavirina também estão sendo investigados. Ribavirina está sendo testado clinicamente e foi proposto para uso juntamente com algum produto à base de interferon para tratar vírus de RNA. Os interferons são proteínas "sinalizantes" produzidas pelas células hospedeiras de modo a alertar a presença de vírus no corpo. Favipiravir está disponível na China e no Japão como um medicamento contra a influenza. Também está sob testes clínicos e ainda não houve nenhum resultado conclusivo.

Lopinavir-ritonavir (Kaletra)

Essa combinação de medicamentos é usada contra a HIV como inibidores de proteases. Eles são geralmente administrados em conjunto com outros antirretrovirais no tratamento de infecções de HIV. A combinação de lopinavir-ritonavir mostrou *in vitro* (em laboratório, fora de um organismo vivo) atividade contra SARS em um estudo de 2004. Há dúzias de testes avaliando a eficácia desses medicamentos contra o placebo no tratamento do COVID-19. Entretanto, um estudo randomizado e controlado foi publicado no *New England Journal of Medicine*, que revelou que eles não demonstraram eficácia suficiente em pacientes com infecção grave. Outros testes que vem sendo conduzidos devem apresentar resultados no final de abril de 2020, em maio de 2020 e julho de 2020 respectivamente.

Cloroquina e hidroxicloroquina

Cloroquina e hidroxicloroquina pertencem a uma classe de medicamentos chamada Quinolinas e são usados na prevenção e tratamento de malária grave. Eles também são usados no tratamento de lúpus e artrite reumatoide. Esses medicamentos têm estado sob investigação e mostraram alguma atividade *in vitro* contra os coronavírus quando foram investigados durante o surto de MERS em 2012. Acredita-se que eles funcionam alterando a acidez da superfície da célula, prevenindo assim que o vírus a invada.

Alguns testes preliminares têm sido conduzidos usando cloroquina e hidroxicloroquina sozinhas ou em combinação com o medicamento antibacteriano azitromicina. Parece que a terapia combinada é mais eficaz para impedir a disseminação da infecção, mas esse estudo foi conduzido apenas em um pequeno grupo de pacientes e não foi considerado conclusivo, apesar do *hype* que surgiu sobre isso. No momento da escrita deste texto, esse não era um curso de ação recomendado por conta da possibilidade de haver efeitos colaterais que superam os potenciais benefícios.

Imunossupressores Actemra (tocilizumabe) e Kevzara (sarilumabe)

A lógica por trás do uso de imunossupressores é o fato de que a patogênese da doença sugere uma liberação de citocinas como a interlucina-6 (IL-6). O tocilizumabe pode reduzir a taxa de mortalidade em pacientes graves ou críticos agindo como um bloqueador da IL-6. Nos estudos realizados até o final de abril não havia muita certeza em relação ao sucesso desse tratamento e havia preocupações de ser tendencioso, uma vez que nenhum grupo de controle foi usado. Alguns sugeriram que seu uso pode ser benéfico se usado no início da doença. O sarilumabe também tem sido estudado e há relatos de uso individual. Acredita-se que age da mesma forma, inibindo a IL-6.

. . .

Neutralizando anticorpos contra o SARS-CoV-2

Com base no sucesso de tratamentos históricos para uma série de doenças infecciosas, o plasma ou o soro de pacientes convalescentes contendo anticorpos foi proposto como uma possível linha de tratamento. Ainda não se sabe se ser infectado com o SARS-CoV-2 e então se recuperar da doença significa que o paciente ficará imune a contrair a infecção pela segunda vez. Também não se sabe como seria a imunidade ao coronavírus.

Ter imunidade a um patógeno infeccioso nem sempre significa que você nunca mais vai contrair a infecção. Foi observado que níveis de anticorpos podem mudar ao longo dos anos e esse tem sido o caso dos outros coronavírus. Uma perda de anticorpos anos depois da infecção não necessariamente significa que o paciente se torna mais uma vez suscetível à infecção, uma vez que a "fórmula" para produção desses anticorpos de um patógeno específico pode continuar gravada no corpo. Infelizmente, ainda não se sabe o suficiente sobre como o sistema imunológico funciona para ter respostas claras nesse momento.

O perigo de *fake news*

É fácil observar como um novo vírus que causa uma pandemia em um período de tempo tão curto pode ser terreno fértil para notícias falsas. *Fake news* é o nome dado aos relatos de informações falsas ou *hoaxes* de forma deliberada. Essa informação é passada por meios de comunicação ou pelas redes sociais e pode rapidamente se tornar tão disseminada quanto o próprio surto graças à internet. Pode também ser prejudicial de forma parecida. Apesar do termo *"fake news"* ter sido usado recentemente com mais frequencia, a noção de campanhas desonestas existe há centenas de anos sob nomes diferentes.

O presidente Donald Trump, confinado na Casa Branca durante a quarentena, com sua televisão e seus canais de notícias favoritos, fez muitos comentários divergentes durante a pandemia. Como o líder de um dos maiores países do mundo, suas palavras passam por um escrutínio que ele não parece levar a sério. Foi por isso que ele pensou que fosse apropriado acusar hospitais de desperdiçar equipamentos de proteção individual e de acumular respiradores.

Durante o mês de janeiro de 2020, o sr. Trump menosprezou o surto do vírus apesar de estar se espalhando rapidamente para muitos outros países e ter sido reportado em pelo menos 21 países até o final do mês. Isso incluiu o primeiro caso reportado nos EUA, que foi no dia 20 de janeiro. O paciente era um homem de 35 anos que havia recentemente viajado para visitar sua família em Wuhan, na China. Entretanto, o presidente estadunidense pensou que a situação estava "toda sob controle" e que "é apenas uma pessoa vinda da China", repetindo que "tudo vai ficar bem". Isso também significa que medidas cruciais que poderiam ter garantido que os Estados Unidos estariam mais preparados para a pandemia não foram tomadas. Por um tempo viagens continuaram acontecendo de forma usual e não houve provisões para aumentar a disponibilidade de equipamentos que poderiam salvar vidas no setor médico. Apesar de dados de saúde pública vindos da China, advertências urgentes foram amplamente ignoradas e o governo dos Estados Unidos demorou para agir. Como palavras tranquilizadoras vinham do presidente, que estava muito ocupado se preocupando com sua popularidade eleitoral e um possível processo de impeachment, os EUA perderam tempo que mais tarde se revelariam como péssimas notícias.

No dia 10 de fevereiro, 11 dias depois de a OMS declarar o estado de emergência de saúde pública, Trump fez um discurso para milhares de seus apoiadores em uma manifestação em Nova Hampshire. Ele falou do vírus desaparecendo "milagrosamente" devido a um clima mais quente em abril. Mesmo assim, na metade de março ele subitamente mudou seu discurso e declarou que "sentia que era uma pandemia muito antes de ser chamada de pandemia". Assim, não surpreende que seus apoiadores estejam confusos nessa enxurrada de mensagens confusas e diminuição de eventos, e que tenham sido levados a pensar nessa situação séria como sendo *"hoax"*, ou falsa.

Notícias confusas das autoridades

Mensagens igualmente confusas têm sido entregues por vários líderes de países que divulgam diretrizes e então criam brechas dentro dessas diretrizes, de forma a manterem sua popularidante entre seus eleitores. O termo "infodêmico" foi cunhado durante o surto de SARS para representar a proliferação de informações, inclusive a enxurrada de dados falsos. Agora tem sido mais relevante que nunca, conforme criminosos e malfeitores procuram usar o surto como oportunidade para espalhar o medo e a divisão, bem como tirar vantagem do medo. Isso pode dificultar uma resposta da saúde pública que poderia ter sido efetiva; isso cria confusão e desconfiança em um momento em que deveríamos ser guiados pela ciência e pelos fatos.

Quando a disseminação da informação está nas mãos daqueles que não percebem o quão prejudiciais suas palavras podem ser, o resultado pode ser nocivo a curto e a longo prazo. Tome como exemplo o fato de que Donald Trump declarou durante uma coletiva de imprensa no começo de abril de 2020 que ele tinha fé no tratamento com hidroxicloroquina e que não havia nada a perder ao administrá-lo, apesar do fato de que não havia evidência conclusiva para isso. Elon Musk, empresário de tecnologia e fabricante de automóveis, também *tweetou* sobre a cloroquina sem ter nenhuma evidência.

Esses jogadores populares e relevantes recebem muita atenção e tudo o que eles dizem pode ser compartilhado milhares de vezes e interpretado erroneamente como um discurso legítimo, levando a crenças falsas e mais confusão. Isso também levou ao acúmulo do medicamento contra malária de modo que ele se tornou indisponível às pessoas que realmente precisavam dele. Houve aqueles que decidiram usá-lo na tentativa de se manterem seguros contra infecção do COVID-19, um movimento que levou a algumas hospitalizações devido aos efeitos colaterais do medicamento. A OMS, pelo menos até o final de abril de 2020, apenas recomendou o uso de hidroxicloroquina sob condições de testes clínicos.

Em uma ação inesperada, as plataformas de mídias sociais Facebook e Twitter têm trabalhado com oficiais da OMS como *"mythbusters"*, ou "caçadores de mitos", para equilibrar a disseminação de desinformações e boatos por conta de algumas declarações, como a de que o vírus não vai sobreviver a um clima quente, ou que ingerir grandes quantidades de alho e gengibre pode prevenir o vírus. Essas empresas estão agora agindo como filtros, de maneira a proteger a saúde pública, removendo informações falsas e prevenindo que elas se espalhem mais ainda pelas suas plataformas.

Pode parecer óbvio, mas em tempo de grande tensão e medo, um tempo onde não entendemos o que o futuro nos reserva, muitos de nós podem se tornar vulneráveis àqueles que querem tirar proveito da situação de forma maliciosa. É solicitado que o público obtenha informações apenas de fontes confiáveis como a Organização Mundial de Saúde ou o Centros de Controle e Prevenção de Doenças. Eles também estão sendo advertidos contra o fornecimento de informações pessoais para qualquer pessoa sem documentação oficial, como aqueles que afirmam estar representando bancos e agências oficiais.

Esses tempos de pandemia também nos mostraram o quão generosas as pessoas podem ser e como elas podem se unir durante tempos difíceis. Atos de caridade têm sido vistos ao redor do mundo – os famintos estão sendo alimentados, os pobres estão sendo cuidados, os solitários estão sendo entretidos. Profissionais da saúde finalmente estão recebendo o reconhecimento e respeito que merecem. Outros membros da linha de frente estão sendo respeitados pelo que precisam ver em seus trabalhos todos os dias. Nós redescobrimos o tempo e a necessidade de aproveitarmos uns aos outros. Estamos passando mais tempo de qualidade com nossa família e nos comunicando por novos meios. Artistas têm se tornado ainda mais criativos, florescendo em um tempo que seu trabalho traz grande conforto. Pode ser que seja o tempo de perceber que nosso "normal" não é o melhor lugar para ir quando tudo isso finalmente "terminar".

Todas essas informações foram reunidas durante março e abril de 2020 e foram consideradas corretas durante a escrita desse texto.

REFERÊNCIAS

Cristiano Salata, Arianna Calistri, Cristina Parolin, Giorgio Palù, Coronaviruses: a paradigm of new emerging zoonotic diseases, *Pathogens and Disease*, Volume 77, Issue 9, December 2019, ftaa006, https://doi.org/10.1093/fcmspd/ftaa006
Fielding, B. What the latest coronavirus tells us about emerging new infections. MedicalXpress. 27th January 2020. https://medicalxpress.com/news/2020-01-latest-coronavirus-emerging-infections.html

Cui, J., Li, F. & Shi, Z. Origin and evolution of pathogenic coronaviruses. *Nat Rev Microbiol* **17**, 181–192 (2019). https://doi.org/10.1038/s41579-018-0118-9

Zoonotic Diseases. Centers for Disease Control and Prevention. Last reviewed on 14th July 2017. https://www.cdc.gov/onehealth/basics/zoonotic-diseases.html

Coronavirus disease (COVID-19). COVID-19 | Corona Virus: Epidemiology, Pathophysiology, Diagnostics.

Ninja Nerd Science. Accessed at: https://www.youtube.com/watch?v=PWzbArPgo-o

Goudarzi, S. Lessons from past outbreaks could help fight the coronavirus pandemic. Scientific American. March 23rd 2020. Accessed at: https://www.scientificamerican.com/article/lessons-from-past-outbreaks-could-help-fight-the-coronavirus-pandemic1/

The Deadliest Flu: The Complete Story of the Discovery and Reconstruction of the 1918 Pandemic Virus. By Douglas Jordan with contributions from Dr. Terrence Tumpey and Barbara Jester.

https://www.cdc.gov/flu/pandemic-resources/reconstruction-1918-virus.html

That Discomfort You're Feeling Is Grief by Scott Berinato

March 23, 2020

https://hbr.org/2020/03/that-discomfort-youre-feeling-is-grief?fbclid=IwAR35_lZ8_xajIcqad-GfMTT6_Hcp_ytepXFah30uvVNMHnbri4RB6GmVPC4

Kreuder Johnson, C., Hitchens, P. L., Smiley Evans, T., Goldstein, T., Thomas, K., Clements, A., Joly, D. O., Wolfe, N. D., Daszak, P., Karesh, W. B., & Mazet, J. K. (2015). Spillover and pandemic properties of zoonotic viruses with high host plasticity. *Scientific reports, 5,* 14830. https://doi.org/10.1038/srep14830

Heffernan, J. M., Smith, R. J., & Wahl, L. M. (2005). Perspectives on the basic reproductive ratio. *Journal of the*

Royal Society, Interface, 2(4), 281–293. https://doi.org/10.1098/rsif.2005.0042

Zimmer, C. Welcome to the Virosphere. The New York Times. March 24, 2020.

Coronavirus vaccine: when will it be ready? 25 March 2020 https://www.theguardian.com/world/2020/mar/25/coronavirus-vaccine-when-will-it-be-ready-trials-cure-immunisation

Singh, SK. Middle East Respiratory Syndrome Virus Pathogenesis. Semin Respir Crit Care Med 2016. DOI: 10.1055/s-0036-1584796

Strochlic, N. Champine, RD. How some cities 'flattened the curve' during the 1918 flu pandemic. National Geographic. 27th March 2020. Accessed at: https://www.nationalgeographic.com/history/2020/03/how-cities-flattened-curve-1918-spanish-flu-pandemic-coronavirus/

Laguipo, ABB. How does COVID-19 coronavirus compare to the 1918 Spanish flu? News Medical Life Sciences. March 9th 2020. Accessed at: https://www.news-medical.net/news/20200309/How-does-COVID-19-coronavirus-compare-to-the-1918-Spanish-flu.aspx

Goudarzi, S. Lessons from Past Outbreaks Could Help Fight the Coronavirus Pandemic. Scientific American. March 23rd 2020. Accessed at: https://www.scientificamerican.com/article/lessons-from-past-outbreaks-could-help-fight-the-coronavirus-pandemic1/

Ho, MS. Severe Acute Respiratory Syndrome (SARS). Section II: Pathogens, Part E: Viral Infections. Chapter 59.

Peiris, J., Guan, Y. & Yuen, K. Severe acute respiratory syndrome. *Nat Med* **10**, S88–S97 (2004). https://doi.org/10.1038/nm1143

Global Preparedness Monitoring Board. A world at risk: annual report on global preparedness for health emergencies. Geneva: World Health Organization; 2019. Licence: CC BY-NC-SA 3.0 IGO.

Use Of Cloth Coverings To Help Slow Spread Of COVID-19. Centers for Disease Control and Prevention. 4th April 2020. Accessed at: https://www.cdc.gov/coronavirus/2019-ncov/prevent-getting-sick/diy-cloth-face-coverings.html

Covid-19: risk factors for severe disease and death. BMJ 2020; 368 26 March 2020. Doi: https://doi.org/10.1136/bmj.m1198

Bendix, A. Secon, H. Men are dying from the coronavirus at higher rates than women around the world. Here are scientists' best ideas as to why. Business Insider. March 30th 2020. Accessed at: https://www.businessinsider.com/why-more-men-die-from-coronavirus-than-women-2020-3

Hindson, J. COVID-19: faecal–oral transmission?. Nat Rev Gastroenterol Hepatol (2020). https://doi.org/10.1038/s41575-020-0295-7

Wardhana1, Datau EA, Sultana A, Mandang VV, Jim E. The efficacy of Bacillus Calmette-Guerin vaccinations for the prevention of acute upper respiratory tract infection in the elderly. Accessed at: http://www.inaactamedica.org/archives/2011/21979284.pdf

Coronavirus Will Change the World Permanently. Here's How. Politico Magazine. 19th March 2020. Accessed at: https://www.politico.com/news/magazine/2020/03/19/coronavirus-effect-economy-life-society-analysis-covid-135579

Crowdsourcing to fight COVID-19. The Economist. March 26th 2020. Accessed at: https://www.economist.com/international/2020/03/26/crowdsourcing-to-fight-covid-19

Etherington, D. NASA issues agency-wide crowdsourcing call for ideas around COVID-19 response. Techcrunch.com. 1st April 2020. Accessed at: https://techcrunch.com/2020/04/01/nasa-issues-agency-wide-crowdsourcing-call-for-ideas-around-covid-19-response/

"BCG Vaccination Policies Make a Ten Times Difference in Covid-19 Incidence, Mortality: New Study." The Economic Times. Accessed April 3, 2020. https://m.economictimes.com/industry/healthcare/biotech/healthcare/nations-without-bcg-vaccination-saw-higher-cases/articleshow/74956201.cms.

Wadhams, N. Jacobs, J. China Concealed Extent of Virus Outbreak, U.S. Intelligence Says. 1st April 2020. Bloomberg. Accessed at: https://www.bloomberg.com/news/articles/2020-04-01/china-concealed-extent-of-virus-outbreak-u-s-intelligence-says

Palmer, J. What to make of China's coronavirus figures? Foreign Policy. April 1st 2020. Accessed at: https://foreignpolicy.com/2020/04/01/china-coronavirus-official-figures-underreporting-pandemic-response-xi-jinping/

Gan, N. Hu, C. Beijing tightens grip over coronavirus research, amid US-China row on virus origin. CNN. April 13th 2020. Accessed at: https://edition.cnn.com/2020/04/12/asia/china-coronavirus-research-restrictions-intl-hnk/index.html

Broad, WJ. Putin's Long War Against American Science. The New York Times. April 13th 20202. Accessed at: https://nyti.ms/2Xvbdhn

Billings, K. Racist Acts Surge Against Asian Americans During Coronavirus Pandemic. International Business Times. 27th March 2020. Accessed at: https://www.ibtimes.com/racist-acts-surge-against-asian-americans-during-coronavirus-pandemic-2948149

Coronavirus Will Change the World Permanently. Here's How. Politico Magazine. March 19th 2020. Accessed at: https://www.politico.com/news/magazine/2020/03/19/coronavirus-effect-economy-life-society-analysis-covid-135579

Griffiths, J. Jiang, S. Wuhan officials have revised the city's coronavirus death toll up by 50%. CNN. 17th April 2020. Accessed at: https://edition.cnn.com/2020/04/17/asia/china-wuhan-coronavirus-death-toll-intl-hnk/index.html

Griffiths, J. AP report claims China knew of pandemic

danger in Wuhan even as officials downplayed risk of virus. CNN, 17th April 2020. Accessed at: https://edition.cnn.com/2020/04/16/asia/china-wuhan-coronavirus-ap-intl-hnk/index.html

Shengjie Lai*, Nick W Ruktanonchai*, Liangcai Zhou, Olivia Prosper, Wei Luo, Jessica R Floyd, Amy Wesolowski, Mauricio Santillana, Chi Zhang, Xiangjun Du, Hongjie Yu, and Andrew J Tatem. Effect of non-pharmaceutical interventions for containing the COVID-19 outbreak in China. March 13th 2020. Accessed at: https://doi.org/10.1101/2020.03.03.20029843

Craven, J. COVID-19 therapeutics tracker. Regulatory Affairs Professionals Society. April 16th 2020. Accessed at: https://www.raps.org/news-and-articles/news-articles/2020/3/covid-19-therapeutics-tracker

Auwaerter, P. Coronavirus COVID-19 (SARS-CoV-2). John Hopkins Medicine. ABX Guide. April 21st 2020. Accessed at: https://www.hopkinsguides.com/hopkins/view/Johns_Hopkins_ABX_Guide/540747/all/Coronavirus_COVID_19__SARS_CoV_2_

Tracking covid-19 excess deaths across countries. The Economist. April 16th 2020. Accessed at: https://www.economist.com/graphic-detail/2020/04/17/coronavirus-infections-have-peaked-in-much-of-the-rich-world

Endo A, Centre for the Mathematical Modelling of Infectious Diseases COVID-19 Working Group, Abbott S *et al.* Estimating the overdispersion in COVID-19 transmission using outbreak sizes outside China [version 1; peer review: awaiting peer review]. *Wellcome Open Res* 2020, 5:67 (https://doi.org/10.12688/wellcomeopenres.15842.1)

Cher, A. Countries risk second wave of coronavirus infections by easing restrictions too early, says expert. CNBC. April 14th 2020. Accessed at: https://www.cnbc.com/2020/04/14/countries-risk-second-wave-of-coronavirus-infections-by-easing-restrictions-too-early-says-expert.html

Relaxing lockdowns without boosting care could lead to new COVID spike: WHO. United Nations. April 15th 2020. Accessed at: https://news.un.org/en/story/2020/04/1061782

Ellis, R. Maxouris, C. McLaughin, EC. Azad, A. As states grapple with reopening their economies Trump says part of Georgia's plan is 'just too soon'. April 23rd 2020. Accessed at: https://edition.cnn.com/2020/04/22/health/us-coronavirus-wednesday/index.html

Department of Global Communications. UN tackles 'infodemic' of misinformation and cybercrime in COVID-19 crisis. Accessed at: https://www.un.org/en/un-coronavirus-communications-team/un-tackling-%E2%80%98infodemic%E2%80%99-misinformation-and-cybercrime-covid-19

www.ingramcontent.com/pod-product-compliance
Lightning Source LLC
LaVergne TN
LVHW041324200726
843509LV00009B/606